Mascarillas naturales

para una belleza radiante

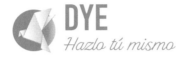

MARIPI GADET CASTAÑO

MASCARILLAS NATURALES PARA UNA BELLEZA RADIANTE •
EDITORIAL ARCOPRESS
Directora editorial: Isabel Blasco
Diseño, maquetación: Joaquín Treviño
Foto de portada: Ático 26 Eduardo Cano

Imprime: GRÁFICAS LA PAZ
ISBN: 978-84-16002-71-9
Depósito Legal: CO-2343-2016
Hecho e impreso en España - *Made and printed in Spain*

Para tía Pili, el ser más bondadoso que conozco. Ha sido mi hermana cuando yo era pequeña, mi amiga en mi juventud y es mi madre desde hace años. Gracias por estar siempre, gracias por quererme y gracias por querer a mi hijo.
¡Te adoro!

Para Alejandro, mi sueño hecho realidad.

Y en especial, para mi madre, que aunque no está físicamente a mi lado, le debo absolutamente todo en la vida.

ÍNDICE

PRÓLOGO

Un honor y un placer abrir un libro de recetas naturales de belleza escritas por una belleza de mujer: Maripi Gadet, especialista en cosmética natural, y un estilo de vida acorde con la filosofía verde.

Las mascarillas de belleza naturales merecen una guía de unión con la madre naturaleza y la santa cocina aplicada a la cosmética fresca.

Del mismo modo que una magistral receta de cocina, así elabora la autora cada mascarilla de belleza: Cien por cien con ingredientes llegados directamente de la frutería o el herbolario. Con chispa, especias y tomates del huerto. Si te apetece alimentar tu piel como si de tu propio estómago se tratara, apúntate a las recetas cosméticas para hacer con tus propias manos y batidoras varias.

Apasionada de los libros de cocina y belleza desde niña, he pasado tan buenos ratos leyendo como batiendo miel con harina para cubrir mi rostro y embellecer mi piel, o mezclando huevos con aceite de oliva y unas gotas de ron para lustrar mi abundante melena adolescente.

A disfrutar a flor de piel de todas estas frescas y fáciles recetas para hacer en casa.

Recuerdo que cuando era niña, los sábados, mi casa parecía un *hammam* turco, entre baños, mascarillas caseras y todo tipo de infusiones variadas.

Tomé el gusto por las plantas medicinales de mi abuela materna y me pasaba tardes enteras leyendo su famosa enciclopedia que describía propiedades y recetaba tisanas, mascarillas de tomate para combatir mi acné de entonces, cataplasmas variadas o vahos de eucalipto para despejar la nariz.

Debemos rendir culto a las tradiciones y no olvidar estas recetas de belleza testadas durante años por miles de mujeres desde sus cocinas hasta el tocador.

Me confieso coleccionista de libros de belleza y me ilusiona mucho participar en una edición de belleza tan fresca y natural. Lista para servir… y nutrirse de sabiduría ecológica y belleza BIO, como la vida misma.

Mascarillas frescas hechas en casa como cualquier ensalada. Alimenta tu piel con mascarillas por y para ti, para cuidar tu piel, tu belleza y una vida más sostenible.

Recetas para un mundo más bello que siempre empieza en ti. Alegra y refresca tu piel con cosmética DIY *(Do it yourself)*. Rica, rica… hecha por ti, con ingredientes cien por cien naturales.

La belleza se convierte en una verdadera *delicatessen* a la carta.

Gracias Maripi, por este didáctico libro de belleza que espero ilustre a todos los amantes de la belleza eco.

Por la belleza y la buena vida en armonía con la naturaleza.

Beatriz Peña
Valencia, 7 de diciembre 2016

Capítulo 1

ENMASCÁRATE: CUALQUIER DÍA PUEDE SER CARNAVAL EN TU PIEL

Enmascárate...

¿Quién no ha utilizado en alguna ocasión una mascarilla? La mayoría de las féminas recurrimos a uno de estos cosméticos como cura exprés de belleza, indispensable para lucir una piel perfecta. Un excelente y sencillo tratamiento que se puede realizar en casa y de forma natural. Su principal objetivo es contribuir a prolongar y mantener la juventud de nuestra piel. El rostro recupera firmeza, relaja los rasgos y las arrugas se atenúan. ¿Alguien da más?

El ritual de las mascarillas se ha instaurado en nuestras vidas. Las últimas generaciones nos ofrecen tentadores y divertidos cosméticos. Desde las *sheet mask,* en formato tela o celulosa impregnada en activos, que nos sorprenden con *animals prints*, hasta las mascarillas magnéticas que se eliminan con imanes.

Criada entre potingues

Mi relación con las mascarillas llegó siendo muy pequeña. Era muy niña cuando mi madre comenzó a estudiar naturopatía e iridiología de la mano de Fermín Caval. Había residido en diferentes países centroeuropeos y regresó a España con corrientes nuevas: terapias alternativas, fitocosmética, en definitiva, salud natural. El mundo de la cosmética natural le fascinaba y comenzó a elaborar sus propias fórmulas a base de frutas y vegetales. Cuarenta años después la Asociación Española de Naturopatía y Bioterapia (APENB) le otorgó el reconocimiento a su trayectoria profesional como pionera en el uso de la cosmética natural. Así que puede decirse que esto de los potingues lo he mamado. Creo que en lugar de leche ya tomé algún tónico de miel y fresas.

Me crie entre cremas, mascarillas, aceites esenciales, algas, agujas de acupuntura y torres monumentales de libros relacionados con estos temas que, con el tiempo, también me cautivaron. Orgullosa de mis raíces, he seguido investigando durante años, probando y recopilando información para poder contárosla en el libro que tenéis en vuestras manos. Espero que os guste y os sea de utilidad.

Multimasking. Tendencia en alza

Las mascarillas que puedes elaborar siguiendo las instrucciones que os describo en este manual son una excelente opción para todas aquellas personas que huyen de los conservantes, colorantes y emulgentes artificiales. Casi todas las personas que han descubierto su mascarilla ideal a base de compuestos caseros no la abandonan nunca. Las hay de todos los colores, texturas y olores; sedosas, frescas, perfumadas, con aceites esenciales, hidratantes, nutritivas... Sea cual sea tu problema: exceso de sequedad, acné, arrugas, manchas de pigmentación, hipersensibilidad…, en este libro encontrarás una mascarilla dispuesta a ayudarte a solucionarlo.

El *multimasking* es una tendencia *beauty* que comenzó en Corea y que ha sido adoptada por muchas *celebrities* del papel *couché* y la gran pantalla. Consiste en aplicar diferentes mascarillas dependiendo de las necesidades de las disímiles zonas del rostro. En este libro encontraréis gran variedad de formulaciones que podéis adaptar fácilmente a las diferentes necesidades de vuestra piel.

Ya sabéis que las mascarillas pueden utilizarse a cualquier edad, en la parte del cuerpo donde se desee, sea cual sea el tipo de piel, en todas las estaciones del año, en cualquier momento del día y, además, son unisex. Las puedes utilizar antes de una fiesta para encontrarte más guapa. Después de tomar el sol para restablecer los posibles daños ocasionados por el astro rey. Tras un día que has trasnochado en exceso y tu piel está cansada, por lo que necesita recuperar su brillo natural. Cualquier momento es bueno para regalar a tu piel una buena dosis de belleza.

No debemos olvidar que la piel es un órgano vivo en constante cambio, sobre la que el paso del tiempo deja huellas inexorables. El proceso de envejecimiento cutáneo es imparable, sin embargo, tenemos la posibilidad de ralentizarlo siguiendo unos cuidados básicos y apropiados. La resistencia a los radicales libres disminuye con la edad. A través de la cosmética natural podemos ayudar a neutralizar esas reacciones bioquímicas que producen daño oxidativo.

Muchos de los problemas de la piel no son más que el resultado de los cambios que se originan en nuestro organismo. Durante la adolescencia el acné, espinillas y barros se presentan con mayor frecuencia debido, en gran medida, a las alteraciones hormonales. Con el transcurrir del tiempo las glándulas encargadas de la producción de colágeno y elastina natural se vuelven progresivamente más perezosas y aparecen «las temidas arrugas». Las glándulas sebáceas producen menos aceite a medida que uno envejece. El deterioro de un nivel óptimo de nutrición desencadena una serie de factores que influyen determinantemente en el envejecimiento cutáneo. El tono se apaga; la membrana celular pierde fluidez; se disipa parte de la película hidrolipídica y la piel se fragiliza, afectándole en mayor medida cualquier agente externo. Con el envejecimiento los cambios en el tejido conectivo reducen la elasticidad y se incrementa el riesgo de que se produzcan lesiones cutáneas. A medida que pasan los años, los pigmentos se agrupan de forma más irregular provocando la aparición de manchas.

El proceso de envejecimiento cutáneo depende del código genético individual. Sin embargo, está influenciado por la acción de muchos factores de nuestra forma de vida, como pueden ser: la alimentación cada vez menos natural, el acelerado ritmo de vida, el consumo de tabaco u otras sustancias toxicas, y la contaminación medioambiental. Todos estos condicionantes estimulan el proceso de aparición de radicales libres que llegan a dañar nuestras células, fibroblastos, cadenas de ADN y membranas celulares, y por tanto, contribuyen a deteriorar el aspecto de la piel. La falta de oxigenación y una alteración del equilibrio metabólico ocasionan una degeneración prematura.

Así, a los 20 años la piel vive una de sus mejores épocas. Se debe comenzar una rutina de belleza sencilla pero constante, que incluya limpieza, hidratación y protección, así como desarrollar hábitos alimenticios sanos y, por supuesto, utilizar periódicamente MASCARILLAS. Es preferible optar por la cosmética natural, evitando el uso de jabones antibacterianos que resultan demasiado abrasivos e irritan la piel. Ciertas plantas como el espliego, la menta y el tomillo poseen gran poder desinfectante. El aloe vera es un excelente cicatrizante.

Entre los 30 y los 40 años las claves son: hidratación, nutrición y protección. Para combatir los signos visibles de envejecimiento pueden utilizarse mascarillas con activos naturales capaces de estimular y fortalecer las células, además de mejorar el aspecto externo de la piel y contribuir a reducir las pequeñas arrugas. En este libro podéis encontrar sencillas fórmulas naturales de efecto remineralizante, vivificante y revitalizante. Cócteles de vitaminas provenientes del reino vegetal, capaces de satisfacer las carencias vitamínicas que pudiera presentar tu piel.

A partir de los 50, los nuevos cambios hormonales hacen que la regeneración celular se reduzca casi a la mitad. Es el momento de utilizar fórmulas intensivas que ayuden a renovar, reparar y fortalecer la piel madura. Son muy recomendables las mascarillas con principios de acción antioxidante, reafirmante y redensificante, que estimulen la producción de colágeno y elastina. Los aceites de borraja, onagra, soja, rosa mosqueta y el extracto de edelweiss estimulan la regeneración celular y dan elasticidad a la piel.

La forma de aplicación es muy sencilla

Básicamente, todas se utilizan de la misma manera. Ha de extenderse el preparado sobre la piel limpia, con una brochita destinada a este menester, o bien, con la propia mano. Dejaremos reposar durante el tiempo recomendado y retiraremos generalmente con una esponjita natural o una toalla de algodón humedecida en agua.

Es recomendable exfoliar previamente la piel mediante un *peeling* natural, con lo que conseguiremos eliminar la barrera de células muertas que pueden entorpecer la absorción de los principios activos. En este libro encontrarás fórmulas de fácil elaboración.

Respeta siempre la zona del orbicular de los ojos, aunque una gran mayoría de las mascarillas que podéis encontrar en este libro son inocuas. No obstante, es preferible tener precaución ya que pueden ser irritantes si entran en contacto con los ojos.

Nunca gesticules, sonrías o comas mientras tienes la mascarilla aplicada. Durante el tiempo de espera, puedes aprovechar para reposar, o bien darte un «baño sabático». El estado de relax y el efecto del calor y del vapor favorecen la penetración y, por tanto, intensifican su efecto.

Una vez retirada la mascarilla, no olvides aplicar tu crema de tratamiento, preferiblemente natural u orgánica. En el momento que encuentres tu mascarilla ideal te convertirás en adicta a ella.

Una mentalidad biosostenible

Lo natural ha dejado de ser una moda pasajera para convertirse en algo necesario. Esto ya no es cosa de «cuatro *hippies* locos en busca del paraíso». El exceso de química está empezando a preocuparnos. El deterioro medioambiental producido en los últimos cincuenta años está comenzando a tener efectos nefastos y si queremos que nuestro planeta continúe siendo habitable tenemos que cambiar el chip y comenzar a pensar con una mentalidad biosostenible. Afortunadamente lo «verde» marca tendencias. A consecuencia de la creciente concienciación de la humanidad ante el cambio climático y el incierto futuro de nuestro planeta aumenta progresivamente el consumo de productos naturales. La naturaleza nos aporta todo lo que necesitamos para cuidar nuestra imagen, sin necesidad de emplear química ni aditivos.

La cosmética natural activa el metabolismo cutáneo y los resultados suelen ser espectaculares. Ofrece una mayor tolerancia, minimizando alergias e irritaciones. Favorece la renovación y regeneración natural de la piel, estimula las funciones, equilibra la producción de humedad y grasa, reafirma tonifica y rejuvenece de forma natural.

Las ventajas de la cosmética natural son enormes para la salud de la piel, pues además de no ser agresiva fortalece y mejora las funciones dérmicas, gracias a que los componentes naturales de las plantas se integran mejor en el manto lipídico que las parafinas, aceites minerales, siliconas y otros derivados del petróleo.

Utiliza para tus formulaciones ingredientes que provengan de la agricultura ecológica que no contienen residuos de abonos químicos, plaguicidas, fertilizantes de síntesis, hormonas de crecimiento y pesticidas que puedan alterar la calidad del producto final. Los principios activos de origen biológico nos aportan sustancias fáciles de metabolizar, que al ser asimiladas consiguen restablecer el equilibrio natural, logrando que la dermis recupere todo su esplendor.

En los siguientes capítulos encontrarás una extensa selección de fórmulas que puedes crear en tu propia casa. Cada mujer es única, por tanto, cada piel es diferente. Probando unas y otras descubrirás las más indicadas para ti.

«Espejito, espejito mágico,
¿quién es ahora la más guapa?»

Capítulo 2

VEGETALES:
EL REINO DE LA JUVENTUD

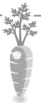

Las plantas, las frutas, las raíces y hasta la propia tierra esconden millones de principios excelentes para crear productos destinados al cuidado de la belleza. A pesar de la evolución tecnológica y de la investigación, los vegetales han sido, son y serán la principal fuente de la que extraer principios activos de última generación.

Entre el hombre y la naturaleza existe una simbiosis inquebrantable y perfecta que podemos aprovechar para sentirnos a gusto con nosotros mismos, tanto por dentro como por fuera. El reino vegetal nos ofrece todo lo que necesitamos para cuidarnos. Los principios activos que contienen las plantas son la esencia de muchas fórmulas cosméticas. Las propiedades dermatológicas son muy variadas: tonificantes, hidratantes, nutritivas, descongestivas, astringentes, antisépticas, cicatrizantes, limpiadoras, suavizantes, calmantes, emolientes, refrescantes, etc.

Las nuevas tendencias nos empujan hacia una nueva filosofía de vida más natural, que va irrumpiendo en nuestra sociedad cada vez con más fuerza: «respeto y reencuentro con el medio en el que vivimos y del que formamos parte».

El valor cosmetológico de la planta se debe a la presencia en el tejido de la misma de sustancias químicas que producen efectos fisiológicos y psicológicos. Muchos de los principios activos son sumamente complejos y en algunos casos aún se desconoce su naturaleza química al completo, mientras que otros principios han sido aislados, purificados e, incluso, sintetizados por la industria cosmética y farmacéutica. La planta es una asombrosa factoría química de intensa y constante actividad. Los vegetales a través de la fotosíntesis elaboran y almacenan un gran número de proteínas, ácidos grasos, vitaminas y minerales. Además, transforman el dióxido de carbono y el agua en azúcares con ayuda de la energía solar. El patrimonio del mundo vegetal es inmenso. Se estima que existen cerca de 800.000 especies, de las cuales tan sólo se conocen aproximadamente 300.000, y de estas, al menos, el 15 % tienen un empleo terapéutico o cosmetológico. Cada vegetal podría estar compuesto por 10.000 moléculas químicas diferentes. Las posibilidades que nos da el reino vegetal son incalculables. En las últimas décadas ha aumentado progresivamente la búsqueda de nuevos principios activos por parte de laboratorios cosméticos. El conocimiento popular y su uso tradicional es una fuente de datos muy importante.

Algunas plantas son especialmente interesantes en cosmética por su gran eficacia:

La manzanilla es una de las plantas más conocida y utilizada desde la antigüedad. Debido a su contenido en flavonoides, estabiliza la piel y ejerce una acción calmante sobre las terminaciones nerviosas, dejándola descansada y relajada. También posee propiedades desintoxicantes, depurativas y antiinflamatorias. Proporciona hidratación, purificación y relajación. Con ella se pueden hacer mascarillas destinadas al cuidado de las pieles reactivas, congestionadas e hipersensibles.

La *Caléndula officinalis* era utilizada en el siglo XII como desinfectante para las heridas. Sus brillantes flores naranjas se cierran al atardecer. Es una planta anual que se reproduce por semillas y resulta muy fácil de cultivar en casa. Podrás utilizarla fresca en cosméticos o para dar un toque de color a tus ensaladas. Contiene como principios activos saponina, mucílagos, carotina, ácido salicílico y calendulina. Las flores están especialmente indicadas en el tratamiento tópico de afecciones de la piel como: heridas, inflamaciones, sequedad, picaduras de insectos, llagas y magulladuras, verrugas, contusiones e, incluso, es útil para aliviar las molestias que ocasionan las leves quemaduras solares. Posee acción suavizante, calmante y descongestiva. Se le atribuyen propiedades antisépticas y cicatrizantes. Resulta imprescindible en el cuidado de las dermatitis atópicas. La crema de caléndula es excelente para el cuidado de la piel del bebé. Evita y alivia las escoceduras del pañal y los culetes irritados.

La mascarilla de caléndula es ideal para pieles irritadas y sensibles.

Prepara una infusión muy concentrada con ocho cucharadas soperas de pétalos de caléndula. Deja reposar durante al menos seis horas, filtra y envasa. Vierte en un recipiente seis cucharadas soperas de esta infusión y espesa con harina de arroz. Puedes congelar la infusión en las bolsas de hacer cubitos de hielo, para así sacar tu dosis y utilizarla en cualquier momento. Si pones a macerar un puñado de flores en medio litro de aceite de girasol conseguirás un bálsamo para después de tomar el sol. Envásalo en un recipiente y mantelo alejado de la luz solar durante cuarenta días.

Las almendras son ricas en nutrientes, proteínas, mucílagos, esteroles, vitaminas (A, B1, B2, C, D, E y PP) y minerales como: calcio, fósforo, hierro, potasio, sodio, magnesio y cobre. El aceite extraído de las semillas de las almendras dulces se ha utilizado desde épocas remotas con fines cosméticos. Contiene ácidos grasos esenciales que esconden principios activos beneficiosos para el cuidado de la piel y el cabello. Es adecuado hasta para las pieles más sensibles, incluso, las de los bebés. Satisface las carencias nutricionales de la piel. Su alto contenido en vitaminas A y E lo convierten en un aliado magnífico para luchar contra los signos visibles del envejecimiento cutáneo, mejorando el aspecto externo de la piel y reduciendo pequeñas arrugas. Es un regenerador natural que estimula la producción de colágeno y elastina, aportando elasticidad y suavidad. También favorece la hidratación, ya que ayuda a retener la humedad formando sobre la piel una especie de barrera impermeable que, además de proteger la epidermis de las agresiones externas, evita que la humedad se evapore, permitiendo la transpiración. Es emoliente y previene la aparición de estrías. Se utiliza en el tratamiento de eczemas, ictiosis, psoriasis y otras irritaciones cutáneas, ayudando a aliviar picores e inflamaciones. También se usa en aromaterapia como aceite vehicular, es decir, para diluir aceites esenciales.

La *Salvia officinalis* es un arbusto aromático. Sus flores de color azul violáceo se agrupan en la terminación del tallo, dándole aspecto espigado. Florece a finales de primavera hasta mediados de verano. El nombre proviene del latín *salvare* que significa «ser salvado». La leyenda medieval auguraba que el que cultivara salvia en su jardín no tenía ninguna razón para morir. Es rica en aceites esenciales que contienen alcanfor, borneol, ácido carnósico y oleanólico, carnosol y flavonoides. De efecto astringente, cicatrizante, relajante, antiséptico, antiinflamatorio y antisudorífico. Tiene propiedades estimulantes, estomáticas, antiespasmódicas, antisépticas y carminativas.

La vitamina C o ácido ascórbico es un potente antienvejecimiento que ostenta una elevada capacidad para inactivar los radicales libres inducidos por los rayos ultravioleta. En estudios clínicos se ha comprobado que la vitamina C que poseen los cítricos actúa como antioxidante y agente antiinflamatorio. La psoriasis y el eczema también han demostrado una mejoría considerable con el tratamiento con ácido ascórbico. Estimula la síntesis de colágeno y reduce la pigmentación oscura de la piel, contribuyendo a eliminar las manchas cutáneas. El ascorbil fosfato de magnesio, formulado a partir del ácido ascórbico, es un antioxidante capaz de aumentar los niveles de hidratación de la piel y mejorar su elasticidad.

La rosa mosqueta es un árbol silvestre de flores rosadas. Su fruto es ovalado, de color naranja oscuro y en su interior se esconden las semillas de las que se extrae el aceite que generalmente se obtiene por maceración. El fruto era usado por los indios araucanos para cuidar su piel y cicatrizar pequeñas heridas. Es un excelente regenerador cutáneo. Revitaliza, nutre en profundidad, evita la aparición de estrías y arrugas. También reduce manchas cutáneas, atenúa las marcas de acné y es un magnífico reparador tras los baños de sol. Si tu piel está seca o castigada prueba la siguiente mascarilla: tritura un plátano maduro y posteriormente añade una cucharada de aceite de rosa mosqueta y otra, tamaño café, de miel. Remueve hasta conseguir una mezcla homogénea. Aplica por todo tu rostro y cuello. Mantenla durante quince minutos y retírala con abundante agua.

Mezclando medio melocotón maduro con dos cucharadas de yogur natural, una cucharadita de aceite de rosa mosqueta y un poquito de miel, se logra una mascarilla de acción nutritiva, revitalizante y antiarrugas.

El *Hamamelis virginiana* es un árbol originario de Norteamérica, que puede alcanzar hasta cinco metros de altura. Sus aromáticas flores amarillas aparecen en otoño e invierno. Posee gran cantidad de principios activos. De efecto astringente, cicatrizante, vasoconstrictor y bactericida, también descongestiona y suaviza. Es excelente para cuidar las pieles más sensibles. Se utiliza para tratar dermatitis, eritemas y prurito. Alivia la irritación causada por el sol.

La siguiente mascarilla es excelente para pieles grasas. Haz una decocción concentrada de esta planta. Vierte en un recipiente una cucharada sopera de arcilla verde y otra de levadura de cerveza. Añade la infusión hasta conseguir una mezcla fluida. Mantén el preparado sobre tu rostro, al menos, durante diez minutos. Posteriormente retírala con abundante agua.

El árbol de té no tiene nada que ver con la planta del té. Se obtiene por destilación de las hojas del árbol *Melaleuca alternifolia*. Este aceite esencial es conocido como el oro verde de Australia. Sus aborígenes lo han usado como medicina desde hace cientos de años. En la actualidad es uno de aceites más útiles en cosmética, aunque también tiene muchos usos terapéuticos. Posee propiedades antisépticas y desinfectantes de la piel. Ayuda a eliminar el acné. Es un poderoso fungicida y antibacteriano. Ayuda a combatir la caspa y a tratar y prevenir infecciones en la piel. Prueba a añadir cincuenta gotas de este aceite a tu champú. Te ayudará a regular las secreciones sebáceas y a controlar la aparición de caspa. Conseguirás un tónico muy eficaz si mezclas 100 cl. de agua de rosas con cuarenta gotas de este aceite. Como elixir bucal para combatir la halitosis has de añadir cuatro o cinco gotas a un vasito de agua. Se puede utilizar, igualmente, sobre la piel de los animales de compañía, con el fin de ahuyentar posibles pulgas, garrapatas y ácaros, y desinfectar pequeñas heridas.

La centella asiática era utilizada en Madagascar y la India para el tratamiento de heridas, llagas, úlceras y lepra. Destaca su gran poder cicatrizante al estimular la regeneración celular y favorecer la biosíntesis del colágeno al nivel del tejido conjuntivo. Se utiliza para mejorar problemas de eczemas, eritemas, psoriasis y otras afecciones cutáneas.

La avena, por su gran contenido en sales minerales y oligoelementos, ayuda a reestructurar la membrana celular y actúa como antioxidante, retrasando el envejecimiento cutáneo. Es antipruriginosa y tiene propiedades nutritivas.

Prueba a elaborar alguna de las siguientes mascarillas. Están cargadas de activos vegetales excelentes para el cuidado de la piel:

Proteínas, vitaminas y minerales para tu piel

Kiwi, tomate y plátano
Las proteínas y vitaminas vegetales contribuyen notablemente a recobrar el equilibrio de la piel, al tiempo que actúan como restau-

radoras. Son grandes aliadas para combatir con eficacia los efectos de las agresiones externas, las principales causantes del envejecimiento. Además, tienen la facultad de mejorar la flexibilidad cutánea.

Introduce en un recipiente los siguientes elementos: una cucharada de aguacate maduro, dos fresones, un cuarto de tomate pelado, una rodaja de kiwi y medio plátano maduro. Si tu cutis es muy seco, puedes añadir la yema de un huevo y una cucharadita de aceite de germen de trigo. Tritura todo con la batidora y acto seguido aplícatelo de manera uniforme por todo el rostro, cuello y escote. Esta mascarilla es apropiada para cutis normal y seco.

El tomate es rico en vitaminas A, C, B, PP y K, además de tener magnesio, hierro, calcio, cobre, zinc, rivoflavonoides, potasio y sodio. Por otro lado el kiwi es una de las frutas que nos aporta más nutrientes. Su alto contenido en vitamina C, que dobla al de la naranja, su riqueza en potasio y en magnesio, la vitamina E que contiene y la gran cantidad de fibra que nos aporta lo hacen merecedor de un lugar privilegiado en la lista de la compra. ¡Ah!, y por si fuera poco, no tiene apenas calorías.

Mascarilla de papaya
Esta exótica fruta es rica en vitaminas, minerales y enzimas, por lo que contribuye a mejorar el estado de la piel. Mezcla en un recipiente papaya y aguacate a partes iguales y añade una cucharada de azúcar moreno. Conseguirás una excelente mascarilla estimulante, antioxidante y nutriente que, además, te permitirá eliminar las células muertas acumuladas sobre la piel.

Mascarilla de kiwi
Tritura dos cucharadas de yogur natural con medio kiwi pelado. Esta mascarilla tiene la ventaja de ser astringente y purificar la piel, por ello es adecuada para pieles con exceso de grasa.

Mascarilla de aceite de coco

Pon en un recipiente una cucharada de aceite de coco junto con medio aguacate maduro. Consigue una mezcla homogénea y aplica esta dosis extra de vitaminas sobre tu piel. Para lograr unos óptimos resultados debes dejarla actuar durante unos 10 minutos.

Mascarilla de manzana

Este preparado es excelente para limpiar la piel en profundidad y eliminar impurezas. El alto contenido en ácido málico y ácido tartárico de esta fruta facilita la eliminación de células muertas. Prepara un sencillo puré de manzana triturando media pieza con tres cucharadas de leche entera.

Mascarilla de piña

La piña es un fruto tropical de gran riqueza en antioxidantes y vitaminas, lo que la convierte directamente en un potente antiarrugas. Tritura un trozo de piña sin piel hasta formar un puré. Agrega dos cucharadas de yogur natural y aplica el resultado por todo el rostro dejando actuar durante cinco minutos.

Mascarilla de aguacate

Las mujeres sudamericanas utilizan el aguacate como crema de día para proteger la piel del sol y del exceso de sequedad. Muchas de estas recetas se conocen desde hace más de cuatrocientos años y llegan a nuestros días tras haber pasado una vez tras otra de madres a hijas. El aguacate contiene activos que contribuyen de forma eficaz a la estimulación de la vida celular y, por tanto, a luchar contra las arrugas. El aceite de aguacate es rico en aceites grasos insaturados, capaces de aportar a la piel elasticidad y nutrición. También posee un notable efecto antiarrugas. Mezcla un aguacate maduro con una clara de huevo y un chorrito de leche entera. Pásalo por la batidora y aplícatelo en el rostro. Mantén el preparado sobre tu piel durante unos 20 minutos. Esta mascarilla es aconsejable para todo tipo de pieles, excepto para las grasas y acnéicas. Con su uso periódico el aspecto reseco y el tacto áspero desaparecen. Su textura es suave y ligera, por tanto, resulta de agradable aplicación.

Mascarilla de limón

Esta mezcla es ideal para cuando quieras limpiar los poros de tu piel. También posee efecto desinfectante y astringente, por ello puede ser utilizada por pieles que presenten granitos e impurezas. En esta composición intervienen las vitaminas B, B1, B2, B6, B12, C y D, además de ácido cítrico y pantoténico. Bate una clara de huevo casi a punto de nieve, a la cual habrás añadido unas gotas de zumo de limón. Extiéndela sobre tu cutis y a los 20 minutos retírala con agua. Posteriormente, procede a utilizar tu crema de tratamiento diario.

Mascarilla de plátano

Mezcla en un recipiente una hoja de gelatina con cuatro cucharadas de agua de mar. Cuando se haya absorbido el agua agrega un plátano maduro. Tritura y aplica sobre tu piel. El plátano, junto con el agua de mar, son una fuente de vitaminas y nutrientes que alimentarán y dejarán tu piel suave y elástica. Debes evitar aplicar por el área cercana a los ojos y transcurridos 20 minutos eliminar con abundante agua.

Mascarilla de naranja

Los ácidos de frutas o hidroxiácidos A.H.A se utilizan con fines cosméticos desde hace varias décadas. En la actualidad hay una invasión de cosméticos que lo integran, como puedes observar en estanterías de centros estéticos y perfumerías de todo el mundo. Pero tenemos la opción de poder aprovechar sus beneficios utilizando frutos naturales, como: la mandarina, la naranja, el arándano, la manzana, la uva, el limón, la grosella negra, así como en ciertos preparados lácteos. La naranja proviene de China y es cultivada en países de clima mediterráneo y subtropical. Su fruto contiene vitaminas A, B y C, además de fósforo y otros elementos nutritivos. Bate un huevo completo y añade 25 gotas de zumo natural de naranja. 15 gotas de lanolina complementarán una estupenda mascarilla para pieles secas y a falta de vitalidad. Esta es una mascarilla suave, que deja una piel jugosa y agradable al tacto. Una magnífica aliada para defenderte de los radicales libres. Contribuye a eliminar las células muertas que se acumulan creando una barrera que impide la buena oxigenación cutánea y la correcta absorción de cualquier cosmético. Por consiguiente, acelera los intercambios celulares, estimula la respiración y regeneración de las pieles estresadas, y mejora enormemente su apariencia.

Mascarilla de oliva

Puedes utilizar un plátano de los que no te apetece comer por estar demasiado maduro, pues para esta mascarilla cuanto más maduro esté, mejor. Tritúralo y mézclalo con una cucharadita tamaño de postre de aceite de oliva de primera presión en frío y una yema de huevo. Mantenlo sobre tu piel durante 20 minutos, para después retirarla con agua. Es ideal para pieles con problemas de envejecimiento prematuro y falta de elasticidad.

Mascarilla de manzana roja

Perfecta para cuidar las pieles grasas. Es refrescante, contribuye a regular el pH de la piel y a eliminar el exceso de grasa. Para realizarla necesitas media manzana roja, medio pepino, una clara de huevo y unas gotas de zumo de limón. Introduce todos los ingredientes en una batidora hasta conseguir una mezcla homogénea.

Mascarilla de huevo

La yema de huevo fresco se ha utilizado a lo largo de la historia en infinidad de composiciones de belleza, tanto para mejorar el aspecto del rostro, como del cabello. Esta es una de las denominadas «sublimes fórmulas de belleza» que puedes preparar en tu casa.

Mezcla una yema con una cucharada sopera de levadura de cerveza y añade una cucharadita de aceite de germen de trigo. Posteriormente enriquécelo con una cucharada de zumo de naranja recién exprimido.

El aceite de germen de trigo es de gran valor medicinal y cosmético, de alto contenido en vitamina E y ácidos grasos insaturados, resultando imprescindible en nuestra alacena cosmética. Poseedor de vitaminas D, K, E y F tiene las facultades de estimular el tejido cutáneo y acelerar el proceso de regeneración. La levadura de cerveza contiene potasio, fósforo, calcio y vitamina H. Si quieres enriquecer la fórmula aún más, y puedes aguantar la característica sensación pringosa que da la miel sobre la piel, añade una cucharadita fluida del rico néctar de las abejas. Aplícatelo sobre rostro, cuello y escote, y espera a que surta efecto durante 20 minutos. Retírala suavemente con una esponjita natural.

Es una mascarilla muy apropiada para cuando se necesita lucir una piel en perfectas condiciones. Es imprescindible antes de una fiesta, una reunión familiar o una cita importante de trabajo o amigos. En todas esas ocasiones que las mujeres siempre tenemos. Pruébala, ¡estoy segura de que te encantará! No obstante, y aunque se trata de una fórmula de total confianza y muy contrastada, te aconsejo que cualquier producto que apliques sobre tu piel, sea de cosmética natural o comercial, lo pruebes siempre unos días antes de momentos especiales, para evitar desagradables sorpresas. La piel de cada persona es diferente, y como tal, reacciona de una manera distinta. Esta precaución no es por tratarse de productos elaborados en casa, sino en cualquier producto adquirido y de cualquier marca.

Mascarilla de rosas

Pon en un recipiente un puñado de pétalos de rosa y añade una cucharada de azúcar moreno. Tritura con la batidora para que el extracto de rosa impregne el azúcar. Aplica suavemente por tu rostro, quedará limpio, hidratado y aromatizado.

Mascarilla de jojoba

El aceite de jojoba es hidratante y por sus propiedades antioxidantes está recomendado para el cuidado de pieles maduras. Tiene las facultades de ser emoliente y nutritivo. Contiene antiinflammatorios naturales, por lo que es apropiado para masajear zonas con dolores provocados por artritis y reuma. Resulta eficaz en el tratamiento de diversos eczemas y psoriasis. Puedes preparar una sencilla mascarilla mezclando dos cucharadas de yogur natural, quince gotas de zumo de limón y treinta de aceite de jojoba.

Mascarilla de zanahoria

Prepara en un recipiente una mezcolanza con una yema de huevo, cuatro gotas de aceite de oliva de primera presión en frío y una zanahoria pequeña. Pásalo todo por la batidora y ya estará listo para ser utilizado. Mantén sobre tu rostro y escote durante, al menos, 20 minutos. Tu piel quedará suave como la seda. Esta mascarilla es apta para todo tipo de pieles, exceptuando las que tienen acné. Contrarresta el envejecimiento biológico si se realiza una aplicación continuada, atenuando las arrugas de manera visible.

Mascarilla de lechuga

Utiliza tres hojas verdes de la parte exterior de la lechuga, ya que es la zona donde se concentra mayor cantidad de clorofila. Añade una cucharada sopera de avena en polvo y dos cucharadas de nata. Mezcla hasta que quede un preparado homogéneo, para aplicar posteriormente sobre tu piel durante 10 minutos. Notarás cómo se tonifica y nutre en profundidad.

Mascarilla de cacahuetes

Mezcla los siguientes ingredientes con la precaución de conseguir una crema lo suficientemente espesa como para que no resbale de tu piel al aplicarla. Para comenzar, has de moler cuatro cucharadas de cacahuetes naturales, es decir, sin tostar y sin salar. A esto le añades una cucharadita de miel fluida, otra de aceite de soja y 10 gotas de zumo de limón.

Esta mascarilla tiene un gran poder revitalizante y nutritivo, siendo ideal para pieles secas. Aplícatela y mantenla durante 20 minutos, tras los cuales debes retirarla de tu rostro, cuello y escote con agua templada.

Puedes sustituir los cacahuetes molidos por veinte gotas de aceite de cacahuete. Contiene grandes cantidades de vitamina E, motivo por el cual es tan utilizado en cosmética, ya que su uso beneficia enormemente a la piel, sobre todo la seca y con síntomas de envejecimiento.

Mascarilla de especias con miel

La cúrcuma es un efectivo blanqueador de la piel. Posee propiedades antioxidantes y contribuye a la producción de melanina. Reduce las marcas de acné, regenera y acelera el proceso de cicatrización. Por su parte, la miel es antiséptica y antiinflamatoria.

Mezcla en un recipiente dos cucharadas soperas de yogur natural junto con una cucharada pequeña de canela y otra del mismo tamaño de cúrcuma. Añade media cucharada de miel fluida. Mezcla con la batidora hasta que quede un una crema homogénea que puedas aplicar sobre tu piel.

Mascarilla de arcilla

Son indiscutibles los beneficios que la arcilla aporta a la piel. Con efecto revitalizante, tensor de los tejidos, mineralizante, estimulante, desinfectante y suavizante, se sitúa a la cabeza de los componentes de mayor uso en fórmulas cosméticas. La arcilla puedes adquirirla en herbolarios o tiendas del sector. Es un producto muy económico y de fácil conservación. Para elaborar una mascarilla nada más sencillo que mezclar una o dos cucharaditas de polvos con zumo de uva. También puedes añadir a la mezcla unas gotas de aceite de palma, la enriquecerás enormemente. La mezcla ha de quedar uniforme y con una textura lo suficientemente espesa como para que se quede adherida a la piel. Aplícate una capa de aproximadamente dos centímetros, ayudándote si te resulta más cómodo de un pincel específico para este menester. Espera unos 15 minutos, para posteriormente retirarla con abundante agua. Si antes de este espacio de tiempo observas que la mascarilla ya se ha secado, envuelve tu rostro con una toalla húmeda y espera a que pase el tiempo necesario. Posteriormente has de aplicarte tu crema de tratamiento habitual. El uso del aceite de palma se remonta al Antiguo Egipto. Contiene vitaminas A y E, por lo que resulta un excelente antioxidante que ralentiza el envejecimiento cutáneo. Protege contra los efectos nocivos de las agresiones solares. También contiene betacarotenos, beneficiosos protectores de la piel en la época estival.

Mascarilla con germen de trigo

El germen de trigo se obtiene moliendo el trigo puro. Es una fuente rica en vitaminas del grupo B y E que cuenta con vitamina K, fósforo, magnesio, cobalto y cobre. Es un alimento que debiera formar parte de nuestra dieta diaria para mantenernos sanos. Para la piel es excelente por su contenido en vitamina E, que contribuye a mantenerla joven y vital.

Puedes preparar una mascarilla mezclando una cucharada de germen de trigo, una cucharada de aceite de almendras dulces, dos cucharadas de aceite de aguacate, una cucharada de aceite de sésamo, una cápsula de vitamina E y una cápsula de vitamina A. Deja puesto el preparado sobre tu piel durante 20 minutos y disfrutarás de los resultados.

Mascarilla de vino

La vinoterapia está de moda. Gracias a las propiedades antioxidantes del vino tinto se han creado en torno a este producto diversas marcas y líneas cosméticas de efecto rejuvenecedor. Las propiedades antioxidantes y tonificantes del vino ayudan a diluir las pequeñas arrugas y a rejuvenecer. Para hacer una sencilla mascarilla necesitas tres cucharadas de vino tinto en las que has de diluir una cucharada de miel. Espesa con harina de arroz hasta conseguir un preparado homogéneo. Debes aplicarla sobre tu rostro y mantenerla entre 5 y 10 minutos. Después debes de retirar con abundante agua.

Mascarilla de zanahoria y cítricos

Esta mascarilla contribuye a eliminar la flacidez del rostro. Mezcla en un recipiente una zanahoria partida previamente en trozos pequeños junto al zumo de media naranja y de media mandarina. Tritura los ingredientes y espesa con la cantidad necesaria de harina de maíz para obtener la textura ideal para tu piel. Deja actuar sobre tu rostro durante 20 minutos.

Mascarilla de chocolate

Necesitas dos cucharadas de cacao en polvo, una cucharada de aceite de oliva y dos fresas. Mezcla todos los ingredientes en un recipiente y aplícalo mediante un suave masaje. Deja reposar durante 20 minutos. Tu piel quedará suave, remineralizada e hidratada.

Mascarilla de naranja

Una buena mascarilla hidratante puede realizarse a base de manzana y naranja. Prepara un puré con una manzana madura y agrega dos o tres cucharaditas de jugo de naranja fresco. Aplica la mezcla, evitando la zona de alrededor de los ojos. Descansa durante 15 minutos y lava la cara con agua tibia. Realiza el enjuague final con agua fría para que los poros se cierren. La manzana es astringente y la naranja contiene vitaminas y betacaroteno que son antioxidantes.

Mascarilla de fresas para el cabello

He de confesar que esta es una de las primeras mascarillas naturales que yo comencé a utilizar, hace ya más de treinta y cinco años. La descubrí en un artículo publicado en una revista en la que se describían los cuidados de belleza que utilizaba una princesa europea. La puse en práctica y el resultado fue fantástico, me encantó. Es estupenda para cabellos finos, secos y a falta de brillo natural. Para obtenerla debes de mezclar los siguientes ingredientes: 100 gr. de fresas maduras, dos cucharaditas de miel y cuatro de aceite de oliva virgen. Extiende la mezcla resultante sobre tu cabello y déjala actuar durante quince minutos. Transcurrido este tiempo, da una suave champunada y aclara con abundante agua templada, para finalizar con ella fría. Estoy convencida de que te gustará.

Mascarilla capilar de aguacate

El aguacate es un fruto que contiene un 14 % de materia grasa. Una alimento que aporta gran cantidad de vitamina E, conocido antioxidante que ayuda a retrasar el envejecimiento. Por este motivo es un fantástico ingrediente para utilizar en las mascarillas faciales, y por si fuera poco, tiene las cualidades de nutrir, suavizar, y dar brillo a los cabellos secos. Pela un aguacate muy maduro. Puedes utilizar uno de esos, que por su aspecto negruzco, ya no te apetece comer. Tritúralo con un tenedor o cuchara hasta conseguir una pasta equilibrada. Aplícatelo a lo largo y ancho de tu masa capilar, intentando no engrasar demasiado tu cuero cabelludo. Mantenlo al menos durante 25 minutos, frotando de vez en cuando tu melena. Transcurrido este tiempo, lava tu cabeza con un champú suave. Resulta una mascarilla que en un principio puede resultar un tanto engorrosa, pero una vez que la pruebes no te costará ningún sacrificio aplicártela periódicamente, ya que los resultados son maravillosos. Te puedo asegurar que tu pelo quedará nutrido, suave y brillante.

Aceites vegetales

A lo largo de la historia el hombre ha sabido aprovechar las magníficas propiedades cosméticas de los aceites vegetales. Los egipcios ya elaboraban ungüentos a base de aceites extraídos de plantas. El griego Hipócrates recomendaba en sus escritos masajes con determinados aceites y antiguas civilizaciones orientales hacían uso de ellos con diferentes finalidades.

Los aceites vegetales, además de contener distintos porcentajes de ácidos grasos esenciales, esconden importantes cantidades de vitaminas y principios activos, excelentes para el cuidado de la piel y el cabello. Básicamente, todos nutren y revitalizan. También favorecen la hidratación, ya que ayudan a retener la humedad. Forman sobre la piel una especie de barrera impermeable que, además de proteger la epidermis de las agresiones externas, evita que la humedad se evapore, permitiendo la transpiración. Pero no todos son iguales. Unos son ricos en antioxidantes, otros mejoran la elasticidad, los hay que protegen de las radiaciones solares, y algunos, incluso, ayudan a evitar las estrías. Un elevado porcentaje son extraídos mediante prensado en frío. Muchos de estos aceites sirven como vehículo para diluir en ellos aceites esenciales, que al ser muy concentrados no pueden ser aplicados directamente sobre la piel. Los aceites esenciales son complejas sustancias volátiles que se extraen del mundo vegetal mediante métodos de destilación, generalmente por medio de alambiques.

El aceite de almendras dulces es muy apreciado por su rápida absorción. Destaca por su alto contenido en ácidos grasos mono y polisaturados, vitaminas A, B1, B2, B6, E y fitoesteroles. Posee efecto hidratante, nutritivo y protector. Contribuye a mejorar la regeneración celular y flexibiliza la piel, dejándola suave. Es excelente para aplicar sobre la piel y el cabello seco y quebradizo, aportando luminosidad. También ayuda a eliminar eczemas e irritaciones cutáneas. Puedes elaborar un exfoliante natural para el cuerpo, mezclando 100 cl. de aceite de almendras con dos cucharadas de sales del Himalaya. Tu piel quedará limpia y sedosa.

El aceite de onagra se suele utilizar con fines nutritivos, hidratantes, suavizantes y revitalizantes. Se obtiene por presión en frío de las semillas de una planta originaria de América del Norte, donde la tribu de los Ojiwas la han utilizado desde hace siglos con fines cosméticos. Contiene ácidos grasos esenciales y omega 6. Posee propiedades antienvejecimiento, favorece la regeneración celular, revitaliza las células y da elasticidad a la piel.

El aceite de rosa mosqueta es hidratante, regenerante, antioxidante y cicatrizante. Suaviza las arrugas y revitaliza el fibroblasto, responsable de producir colágeno y elastina. Mejora la elasticidad de la piel y aporta luminosidad. Facilita la penetración de los principios activos gracias a su acción permeabilizadora de la membrana celular. Además, incrementa el flujo de oxígeno en la piel. También se le atribuyen efectos antiinflamatorios y se utiliza para regenerar quemaduras y algunas dermatitis. Previene el fotoenvejecimiento y es un excelente regenerador para después de los baños de sol. Activa la regeneración de tejidos dañados, ayudando a eliminar heridas, quemaduras, cicatrices y manchas. Aplicado durante el embarazo evita la aparición de estrías.

El aceite de argán se extrae de la pepita del fruto de un árbol llamado *Argania espinosa* que crece principalmente en Marruecos. Su uso es habitual entre las mujeres bereberes. La virtud más apreciada es su capacidad de frenar la degeneración de los tejidos, por lo que es ingrediente de muchas fórmulas antienvejecimiento. También se usa como protector solar.

El aceite de *tepezcohuite* resulta extraordinario por su gran poder hidratante y reparador. Contiene bioflavonoides que estimulan la microcirculación periférica.

El aceite de borraja regenera, revitaliza, tonifica y aporta flexibilidad. El de hipérico alivia las quemaduras leves producidas por el sol y relaja la piel.

El de maíz es un excelente aceite vehicular.

El aceite de sésamo tonifica la piel, combate la flacidez y la protege de los rayos solares.

El de soja, además de ser muy nutritivo y de fácil absorción, está indicado para las pieles que presentan problemas de acné.

El aceite de albaricoque es excelente para cuidar la piel sensible y envejecida.

El aceite de coco se utiliza para facilitar el bronceado, pero también es excelente para el cuidado del cabello y de las uñas.

El aceite de avellana está indicado para el cuidado de las pieles grasas, ya que es astringente y ayuda a cerrar los poros. Es un excelente aceite vehicular que aporta hidratación y nutrición a la piel.

El aceite de aguacate contiene fitoesteroles y vitamina A, D y E. Rejuvenece, nutre, suaviza e hidrata la piel y el cabello. También protege frente a las agresiones externas, aumentando la flexibilidad de la piel. Ayuda a reparar los estragos producidos por el sol. Es apropiado para el cuidado de las pieles secas, envejecidas y castigadas. Tritura la pulpa de medio aguacate y añade una cucharadita de zumo de naranja natural y 10 gotas de aceite de almendras dulces. Transcurridos 15 minutos retira con abundante agua.

El aceite de cáñamo se obtiene por primera presión en frío de los cogollos de la planta *Cannabis sativa*. Es rico en ácidos grasos esenciales y vitamina E. Tiene propiedades hidratantes, reafirmantes y regeneradoras.

El aceite de calabaza se extrae de las pepitas de este vegetal. Posee un alto contenido en ácidos grasos poliinsaturados y vitamina E. Además, contiene calcio, magnesio y fósforo, por lo que es un buen remineralizante.

El aceite de jojoba se obtiene por presión en frío de las semillas de un arbusto denominado *Buxus chinensis*. Los indios americanos lo utilizaban como protector de la piel contra las fuertes radiaciones solares del desierto. Las ceramidas que contiene hidratan, nutren y regeneran la piel en profundidad. Su vitamina E se encarga de luchar contra los radicales libres.

Mascarilla capilar de aceite de almendras

Si tu cabello está áspero y falto de brillo natural prueba a utilizar periódicamente esta mascarilla. Mezcla en un recipiente dos cucharadas soperas de aceite de almendras, otras dos de aceite de germen de trigo, una cucharadita de aceite de *tween* y otra de miel. Mezcla los ingredientes perfectamente y aplícate el resultado tras haber lavado previamente tu cabello. Mantén la mezcla, al menos, 10 minutos, y aclara a fondo con agua tibia para finalizar con agua más fría.

Capítulo 3

VEGANISMO A FLOR DE PIEL
VEGGY - BELLEZA

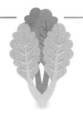

El veganismo se define como una filosofía de vida, «una alternativa ética de consumo». Cuando una persona decide caminar por este sendero, acogiéndose a razones éticas y filosóficas, sus elecciones van desde la comida hasta los productos que consume en su vida diaria, incluidos los cosméticos.

Actualmente, miles de animales en todo el mundo son sometidos a crueles sufrimientos, dolores y muerte agonizante con el fin de ensayar los nuevos productos del sector cosmético y sus ingredientes. Ensayos de toxicidad, sensibilización cutánea e irritación ocular son algunas de las pruebas a las que son subyugados estos seres vivos. Así, se les obliga a protagonizar acciones tan crueles como la ingestión forzosa de jabones, cremas, dentífricos o espumas de afeitar, la inhalación de lacas, perfumes y aerosoles, o el llamado test de Draize que consiste en introducirles en los ojos grandes cantidades de champú, máscara de pestañas, maquillaje... hasta provocarles una ceguera total.

Para que un producto cosmético sea vegano no puede contener ningún ingrediente animal, ya sea a partir de ellos, como es el caso de la grasa o la gelatina animal, o derivado como la miel, la cera de abejas, el yogur o el ácido láctico. Nada mejor que hacerte tus propias mascarillas en casa.

Asimismo, es importante no confundir la cosmética vegana con la vegetariana. Los productos de carácter vegano huyen del uso de ingredientes animales y de todo aquello producido por ellos, mientras que la cosmética vegetariana acepta el uso de estos últimos y de algunos subproductos animales.

En el último lustro han aumentado progresivamente las empresas concienciadas que ofrecen líneas veganas, orgánicas y respetuosas con el medio ambiente. A ello hay que añadir el hecho de que las grandes marcas se declinan cada vez más por esta nueva tendencia creando líneas de cosméticos veganos. Un conjunto de alternativas cada vez más frecuentes en el mercado.

Junto a los cosméticos y el maquillaje conviven los pinceles. La mayor parte de las brochas que empleamos para colorear nuestros pómulos están concebidas con materiales sintéticos, pero algunos productos de gama alta están todavía hechos de pelo de animales. En este sentido, el uso de un pincel de maquillaje sintético es una parte importante de la elección de los cosméticos veganos.

Los seguidores del movimiento vegano consideran que buscar y apoyar una cosmética saludable y concienciada con el medio ambiente puede hacer del mundo un lugar mucho mejor. Cuando apoyas este tipo de cosmética, consciente o inconscientemente, estás enviando un mensaje a las empresas sobre lo que esperas encontrar en el mercado.

Si plasmamos esta filosofía de respeto a la vida en los cosméticos, aquellos basados en ingredientes minerales y vegetales se convierten en una alternativa que satisface las expectativas éticas de muchos consumidores. Tanto minerales como vegetales son elementos que poseen propiedades beneficiosas capaces de embellecer, proteger y suavizar nuestra piel, sin obligarnos a elegir entre la vida animal o nuestro bienestar.

Durante siglos muchas plantas han sido empleadas para cuidar la piel. Por su parte, los minerales han sido utilizados para solucionar problemas cutáneos, incluso algunos, como el óxido de zinc, son empleados en la actualidad para proteger la piel de la radiación solar. Además, el maquillaje mineral cuenta con otro beneficio, estar libre de pesticidas y conservantes.

En este capítulo se detalla la forma de elaborar tus propias mascarillas veganas. Estoy segura de que te gustarán, pero si vas a adquirir cosmética comercial te interesará saber que existen sellos certificadores que aparecen en las etiquetas de algunas marcas que demuestran que su carácter vegano ha sido auditado en cuanto a composición y elaboración. Esto proporciona una garantía de calidad para el consumidor, y en la actualidad no solamente va dirigido a las personas veganas propiamente dichas, sino también a colectivos que por preocupaciones ambientales o por padecer alguna intolerancia desean tener garantías sobre la composición de los productos que consumen.

El procedimiento de certificación de la Unión Vegetariana Española (UVE) establece cuatro categorías: **vegano** (productos 100 % vegetales), **lactovegetariano** (contienen productos lácteos), **ovovegetariano** (contienen huevo) y **ovolactovegetariano** (contienen huevo y lácteos).

Y es que son muchos los activos animales que aún se utilizan en cosmética. Sin ir más lejos, el color carmín, un colorante muy común en coloretes y maquillaje labial, es un ácido que algunas cochinillas producen para repeler a los depredadores. Se obtiene secando las hembras grávidas al sol, tras arrancarles por fricción las escamas cerosas blancas que las protegen de los rayos solares, o a través de la hirvición en amoniaco o carbonato de sodio de sus cuerpos triturados, que son posteriormente filtrados para añadir aluminio a la solución. Un cruel procedimiento que puede evitarse sustituyendo este componente por el jugo de remolacha o la raíz del árbol de Alkanet, capaces de producir el mismo tipo de color rojo o rosado en cosméticos. En productos capilares es común la presencia de la queratina, una proteína que se encuentra en mamíferos y que proviene de las uñas, el pelo y los cuernos de algunos animales. Una buena alternativa es emplear aceite de almendras, proteína de soja u aceite *amla*, procedente de la fruta de un árbol de la India. En algunos cosméticos también puede encontrarse lanolina, una grasa derivada del pelo de las ovejas empleada para suavizar la piel, reemplazable por plantas y aceites vegetales como el de coco o el de palma. El *squalene*, un producto que se fabrica a partir del aceite del hígado de un tipo de tiburón, puede encontrarse en cosméticos, siendo especialmente empleado en los perfumes de gama alta para fijar la fragancia a la piel. Una acción que puede llevarse a cabo con el uso de aceites vegetales sin necesidad de recurrir a los animales. ¿Y qué hay de esos maravillosos destellos que lucimos en nuestros esmaltes de uñas o pintalabios? Estos, muchas veces, se consiguen sumergiendo escamas de los peces a remojo en alcohol con el objetivo de crear una esencia nacarada que se agrega a diversos productos.

Mezclas vegetales

A continuación te cuento los secretos de belleza escondidos en mezclas elaboradas exclusivamente con ingredientes vegetales. A lo largo del libro podrás encontrar muchos más, aunque no estén clasificados dentro de este capítulo. Elige los que más te gusten y ¡disfrútalos!

Mascarilla de avena

El grano de la avena es rico en potasio, hierro, magnesio, fosfato y sílices. Puedes encontrarlo en tiendas de productos naturales, tanto en copos, harina o grano. Posee un gran aporte nutritivo como alimento y las propiedades cosméticas de este cereal son apreciadas desde tiempos inmemoriales. Sus principios activos benefician la higiene de las pieles secas, sensibles e irritadas. Antialérgico y antioxidante, protege la epidermis y retiene el agua de la perspiración. Es vigorizante, favoreciendo la renovación celular. Suaviza la piel y le proporciona tersura. Calma la irritación provocada por agentes externos. Hidrata hasta las pieles más secas y es antiinflamatoria y cicatrizante. El cabello también se mejora utilizando fórmulas a base de avena. Este valioso cereal forma parte de innumerables cosméticos comerciales como: geles, cremas, mascarillas y champús.

Mezcla en un recipiente tres cucharaditas de harina de avena, una cucharadita de levadura de cerveza, una cucharadita de aceite de almendras y otra de aceite de soja. El alto contenido en vitamina E coloca al aceite de almendras en primeras posiciones en cuanto a aceites utilizados con fines antiarrugas y antienvejecimiento. Bátelo utilizando una trituradora eléctrica para conseguir un preparado homogéneo. Tras haberla aplicado sobre tu rostro procura mantenerla durante 25 minutos. Retírala con una esponjita natural e instantáneamente comprobarás la suavidad que ha aportado a tu rostro. Es una mascarilla para cuando se tiene la piel desnutrida y se necesita una *reparación* asombrosa.

Mascarilla de naranja

Exprime una naranja, a poder ser ecológica. Calienta el zumo sin que llegue a hervir, para diluir fácilmente en él una hoja de gelatina. Aplica el resultado y deja actuar durante 10 minutos. Tu piel quedará limpia, suave, vitaminada y con un aspecto muy vital.

Mascarilla de cola de caballo

Es una planta carente de flores que se puede localizar por casi toda Europa. De fácil cultivo, también se puede encontrar en cunetas y tierras sin labrar. Evidentemente, está también disponible en las tiendas del sector natural y herbolarios. Vierte en un recipiente dos cucharadas soperas de harina de avena y añade infusión concentrada de cola de caballo. Remueve hasta conseguir una textura lo suficientemente compacta como para que al aplicártelo no escurra por tu piel. Con su uso periódico conseguirás restablecer el equilibrio en el manto de la piel, tonificar y aportar turgencia al óvalo del rostro.

Mascarilla de pepino

Este preparado resulta ideal para pieles grasas. Es muy sencillo, mezcla en un recipiente una cucharada de arcilla verde con dos cucharadas de zumo de pepino recién licuado y añade una cucharadita de levadura de cerveza en escamas. Te gustará.

Mascarilla/*peeling* de almendras

Tritura en un molinillo de café 50 gramos de almendras naturales. Hierve media taza de leche entera, a la que debes añadir las almendras molidas. Mantenlo a fuego lento para que la leche se vaya evaporando poco a poco. Deja enfriar y añade una yema de huevo y 10 gotas de aceite de almendras amargas. Incrementa a esta mezcla la cantidad suficiente de arcilla blanca para que adquiera una textura significativamente espesa como para poder aplicarla. Extiende el preparado por todo tu rostro y cuello masajeando suavemente, para que la almendra molida ejerza su acción exfoliante. Después de unos minutos, aplica una segunda capa de mascarilla y déjala actuar alrededor de un cuarto de hora. Retírala con agua y la ayuda de una esponja suave, o en su lugar, una toalla pequeña, a ser posible de algodón y humedecida en agua.

Afina la epidermis favoreciendo la eliminación de células muertas del estrato córneo, por ello notarás una suavidad extrema. Esta mascarilla está indicada para pieles ásperas, secas y faltas de suavidad y brillo natural. Olvídate de ella si tienes algún problema de acné o exceso de grasa cutánea. El preparado que te sobre puedes aprovecharlo aplicándotelo en las partes de tu cuerpo que necesiten nutrientes. Para retirarlo te será más fácil si te das una ducha, o bien, si perteneces al grupo de las privilegiadas que disponen del suficiente tiempo como para darse un baño, ¡mejor que mejor!

Mascarilla de acelgas

Planta de fácil cultivo por semillas que, incluso, se adapta a vivir en un tiesto o maceta. Además, su vistosidad la hace apta para ocupar cualquier lugar de tu terraza. Su origen procede de la zona oriental mediterránea y de ciertas zonas de Asia. Utiliza solamente la parte más verde de las hojas de acelga, que es donde se acumula la clorofila. Lávalas y machácalas en una picadora, junto con unas gotas de aceite de almendras. Aplícatelo en las zonas que presenten rojeces.

Mascarilla purificante

Se trata de una mascarilla muy efectiva. Es apta para pieles con problemas de grasa, comedones y granitos. Mezcla dos cucharadas de arcilla blanca con otras dos de infusión concentrada de limón. Aplícatelo y deja que se seque. Retíralo con agua fresca y, como siempre, tras una mascarilla has de aplicar tu crema habitual de tratamiento.

Mascarilla de fresas

Las fresas ya figuraban como cosmético en algunos manuscritos del Reino Unido de hace siglos, y hoy en día se siguen utilizando con este fin. Esta mascarilla es ideal para después de tomar el sol. Algo tan sencillo como una compresa de fresas, previamente trituradas y aplicada sobre un rostro, hará que se produzca un alivio inmediato en tu piel. Debes asegurarte de no estar intentando calmar quemaduras solares. Estas tienen otro tratamiento muy diferente.

Mascarilla de fresas y aguacate

Se trata de una sencilla mezcla, muy utilizada para mejorar la piel de mujeres que tengan problemas de arrugas y falta de vitalidad y tersura. Puede aplicarse una vez por semana.

Coloca en un recipiente cuatro o cinco fresas maduras, un trozo de aguacate y añade una cucharada sopera de germen de trigo junto a 6 gotas de aceite de oliva. Machácalo todo y aplícatelo sobre el rostro, colocando posteriormente una gasita por encima. Pasados 25 minutos retira con agua y aplica tu crema habitual de tratamiento.

Otra versión de esta receta, es sustituir el germen de trigo por aceite de germen de trigo. Es más cómodo a la hora de preparar la mezcla, pero también resulta más pringoso, por la elevada cantidad de aceite. Mi consejo es que pruebes las dos fórmulas y elijas la que más te guste.

Mascarilla de levadura de cerveza

Si tu piel está seca y castigada prueba a aplicarte esta fórmula capaz de nutrir los tejidos cutáneos. Mezcla dos cucharadas soperas de zumo de naranja recién exprimido con una cucharadita de levadura de cerveza en escamas. Remuévelo bien para que la levadura se disuelva. Añade una cucharada sopera de arcilla blanca y mezcla todo perfectamente. Aplica y deja que se seque sobre el rostro y cuello. Posteriormente, retira con agua tibia y aplica tu crema habitual de tratamiento.

Mascarilla de azahar

Mezcla dos cucharadas soperas de avena molida con otras dos de infusión concentrada de azahar, y añade seis gotas de aceite de germen de trigo. Mantenla puesta durante al menos 15 minutos.

Mascarilla de uvas

Tritura diez o doce uvas verdes que contengan las semillas y la piel. Añade una cucharada de avena molida y dos cucharadas de yogur natural. Déjala sobre tu piel unos 15 minutos.

Mascarilla de berenjena

Este fruto nace de una planta anual originaria de la India, con flores violetas y blancas. Resulta de fácil cultivo en zonas donde la temperatura alcanza cotas altas y se suele sembrar en febrero o marzo para recolectar durante los meses del solsticio de verano.

Con el uso periódico de esta sencilla mascarilla comprobarás que sus beneficios naturales se convierten en indispensables para mantener en perfectas condiciones el equilibrio de tu piel, su vitalidad y su esplendor.

Elige una berenjena muy madura y a ser posible de cultivo biológico. Tritura con la batidora y aplícate la pasta sobre tu rostro. Mantenla durante al menos 20 minutos. La berenjena es muy útil en casos de rojeces difusas y couperosis.

Mascarilla de avellanas para el cabello

Después de un baño de sol, arena, sal o cloro tu cabello ha perdido ese aspecto saludable sano y brillante. Soluciónalo aplicándote siempre que puedas una mascarilla de aceite de avellanas, muy rico en vitaminas A y B, además de tener un alto contenido en minerales. Reestructura e hidrata los cabellos secos y castigados. Es muy aconsejable para cabellos permanentados o teñidos, ya que en poco tiempo obtendrás resultados espectaculares. Aplica generosamente el aceite sobre tu cabello, envolviéndolo posteriormente en una toalla caliente. Déjalo actuar durante alrededor de 25 minutos y lava de nuevo tu pelo. Notarás una agradable diferencia.

Mascarilla de aceite de cáñamo

El cabello también puede beneficiarse de las excelentes propiedades de esta planta. Si tu cabello es largo y está castigado, prueba a utilizar la siguiente mascarilla que le devolverá el brillo y la elasticidad. Pon en un recipiente tres cucharadas soperas de leche, un plátano pequeño, un aguacate, una cucharada de miel, una clara de huevo y tres cucharadas soperas de aceite de semillas de cáñamo. Todo ello bien mezclado y aplicado sobre tu cabellera durante al menos 20 minutos, dejará tu pelo en perfectas condiciones.

Mascarilla de higo

El higo, uno de los dos frutos que produce la higuera, tiene propiedades tonificantes, hidratantes, reafirmantes y remineralizantes. Contiene provitamina A, vitamina C, vitaminas del grupo B, ácido fólico y antioxidantes. Pela tres higos maduros y añade una cucharada sopera de aceite de oliva y 10 gotas de zumo natural de naranja. Transcurridos 20 minutos elimina con abundante agua. Es remineralizante, vivificante, nutritiva y exfoliante.

Mascarilla de membrillo

Cuece un membrillo con piel hasta que esté blando. Tritúralo, aplica la pulpa directamente sobre el rostro y mantenlo aplicado durante 20 minutos. Esta mascarilla actúa como un eficaz *lifting* dejando la piel estirada y rejuvenecida.

Mascarilla de flores de malva

Tiene propiedades antiinflamatorias, emolientes, calmantes y astringentes. Está indicada para pieles con problemas de acné y dermatitis. Necesitas una cucharada de arcilla blanca, una cucharada pequeña de harina de avena y dos cucharadas de flores secas de flor de malva, que tú misma puedes recoger del campo o bien adquirirlas en cualquier herbolario. Prepara una decocción concentrada con una cucharada de flores de malva. Deja reposar cinco minutos. Cuela la infusión y mezcla lentamente con la arcilla, la harina de avena y la otra cucharada de flores de malva. Tritura perfectamente y deja que actúe 20 minutos sobre tu piel.

Mascarilla de melón

Por su acción hidratante es perfecta para el cuidado de las pieles secas. Pon a partes iguales un trozo de melón maduro y un trozo de mango. Tritura junto con una cucharadita de aceite de coco. Deja actuar durante 15 minutos.

Mascarilla de karité

Pon a fundir, al baño maría, una cucharada de manteca de karité. Añade una cucharada sopera de arcilla blanca, una cucharada de agua de rosas y otra de aceite de almendras dulces. Remueve para mezclar todos los ingredientes. Mantén sobre tu rostro durante 15 minutos.

Mascarilla de pipas

Se trata de una mascarilla perfecta para utilizar cuando la piel está seca y a falta de frescura y brillo natural. Para prepararla necesitas una cucharada de miel, una cucharada de semillas de pipas de girasol molidas, obviamente sin cáscara, y una cucharadita pequeña de aceite de germen de trigo. Aplica y deja sobre tu piel durante unos tres minutos.

Mascarilla de violeta

Calmante e hidratante, resulta ideal para las dermis más sensibles. La violeta calma las pieles irritadas y con eczemas. Mezcla en un recipiente una cucharada de aceite de aguacate, una cucharada de aceite de onagra y dos cucharadas de infusión concentrada de flor de violeta. Tritura en un recipiente un puñado de pétalos de violeta junto con la mezcla de aceites e infusión. Mezcla perfectamente y aplica sobre tu piel durante diez minutos.

Mascarilla de lino

La mascarilla que os detallo a continuación es nutritiva, hidratante y limpia la piel en profundidad. Además, aclara ligeramente las manchas y atenúa las arrugas. Estas pequeñas semillas atesoran antioxidantes y minerales como hierro, calcio, fósforo, potasio, níquel, cromo y zinc. Contienen vitamina E, ácidos grasos poliinsaturados omega 3 y omega 6. Pon a hervir media taza de agua. Cuando llegue a ebullición agrega dos cucharadas de semillas de lino. Retira y deja enfriar. Cuando esté templada, casi fría, masajea tu piel con el resultado. Deja actuar durante cuarto de hora y retira con agua abundante. Puedes utilizarla dos veces a la semana.

Mascarilla de col

La col silvestre ya era utilizada en tiempos prehistóricos y es una de las plantas de más antiguo cultivo. En la antigua Grecia y Roma eran muy apreciadas las hojas de col como medicina para aliviar diferentes males. Cabe destacar en su contenido la vitamina U que se encuentra en muy pocos alimentos. Esta mascarilla es ideal para pieles con exceso de grasa. Pon a macerar en un vaso de vinagre de manzana BIO, durante 24 horas, tres hojas frescas de col, que puedes picar finamente con unas tijeras o bien con una picadora eléctrica. Al día siguiente, tritúralo y aplícatelo en compresas sobre tu rostro. Acto seguido, podrás aplicar tu crema de tratamiento.

Capítulo 4

LÁCTEOS QUE EMBELLECEN

La leche contiene, principalmente, hidratos de carbono, proteínas, vitaminas, minerales y calcio. Por su excelente composición se ha utilizado como cosmético desde tiempos inmemorables. ¿Quién no ha oído hablar de los famosos baños de Cleopatra? Siglos después, los laboratorios cosméticos más avanzados y profesionales de todo el mundo integran en sus tratamientos fórmulas elaboradas con activos procedentes de los lácteos, capaces de mejorar el estado de la piel y del cabello.

La leche ejerce un efecto muy beneficioso sobre la piel, dejándola suave y flexible. Actúa como barrera protectora para luchar contra las agresiones externas, humectándola y revitalizándola. De la leche se extrae el ácido láctico. Un ácido natural orgánico, producido a partir de la lactosa, con una larga tradición en la industria cosmética. Contribuye eficazmente a retener la humedad, reconstituyendo la película hidrolipídica protectora natural de la piel. Sus enzimas también se emplean como conservante en diversas fórmulas. Otros derivados de la leche son las bioproteínas, de efecto hidratante e hidroregulador de las capas superficiales de la epidermis. Los oligopéptidos de lactoglobulina producen un eficaz efecto tensor. El suero de la leche estimula la producción natural de colágeno, reafirmando la piel y combatiendo los signos de envejecimiento. Además, contiene activos reparadores.

La leche de burra contiene retinol natural que acelera el proceso de producción de colágeno, elemento que el organismo crea para mantener la firmeza y elasticidad de la piel. Contiene lactoglobulina, vitaminas A, B, C, D, E y aminoácidos. Por ello, posee propiedades nutritivas y antioxidantes, es decir, tiene un efecto antiarrugas que retarda el envejecimiento de las células. Es un poderoso tensor y humectante de la piel. Son populares los jabones artesanales de leche de burra. Están especialmente recomendados para pieles sensibles, infantiles o con algún problema alérgico.

La leche de cabra contiene abundantes lipoproteínas que ayudan a que viajen los nutrientes y el agua a través de la membrana de las células epiteliales, llevando los activos al interior de la piel. Los alfa hidroxiácidos, los minerales y las vitaminas que contiene la leche de cabra contribuyen a la nutrición. Aportan suavidad y aceleran la regeneración celular.

La leche de camella cada vez se utiliza más con fines cosméticos. En Túnez, algunas personas recorren largas distancias para conseguir un poco de leche de camella. Tiene un contenido tres veces mayor de vitamina C que la leche de vaca. Es rica en hierro, ácidos grasos insaturados y vitamina B, por lo que resulta ideal en los cuidados de belleza.

La leche de yegua contiene gran cantidad de vitaminas A, B1, B2, B6, B12, B13, C, D, E y K. Estimula la circulación, favorece la renovación celular y aumenta la resistencia de la piel. Es excelente para el cuidado de la piel seca y sensible. De todos los tipos de leche, es la más parecida a la materna humana, ya que coinciden las proporciones de proteínas, lactosa y minerales. La cantidad de hierro y de vitamina C es más elevada en la leche equina.

La leche de mayor calidad es la de **producción biológica**, también denominada orgánica o ecológica, ya que contiene niveles más elevados de nutrientes. Los animales que la producen pastan en libertad por prados de hierba y cereales, libres de pesticidas y abonos químicos. Reciben una alimentación natural, sin ningún tipo de añadido. Los tratamientos veterinarios suelen ser fitoterapéuticos, mediante productos homeopáticos y oligoelementos, con lo que se evitan los residuos de antibióticos. Con estas premisas, la leche que producen es de gran calidad.

Existen infinidad de fórmulas elaboradas con ingredientes lácteos que han demostrado su eficacia cosmética a través de los tiempos:

Se puede preparar una sencilla mascarilla para aplicar sobre pieles castigadas mezclando dos cucharadas de leche en polvo, una cuchara de café de nata líquida y una clara de huevo. Es conveniente dejar actuar, al menos, durante diez minutos.

Para toda una diosa

Por todos es bien sabida la coquetería que caracterizaba a la mujer de Nerón. Muchas recetas cosméticas provienen de la época en la que tuvo lugar la vida de esta emblemática mujer capaz de cualquier cosa con tal de mantener su belleza. Uno de sus ingredientes favoritos era la leche. Se sabe que, incluso, poseía su rebaño propio, exclusivamente para elaborar sus cosméticos, entre ellos el afamado baño de leche. Tú también puedes prepararte un baño de leche al más puro estilo Cleopatra. Aplica el preparado que te describo a continuación a modo de mascarilla corporal sobre todo tu cuerpo y transcurridos cinco minutos sumérgete en el baño. Mezcla tres cucharadas soperas de leche en polvo; una cucharada sopera de harina de maíz; una cucharadita de miel y veinte gotas de aceite esencial de lavanda. Añade leche entera hasta conseguir un preparado fluido y homogéneo. He aquí otra variedad del baño de leche: vierte un litro de leche entera y añádele dos cucharadas de miel previamente disueltas en un litro de agua caliente. Añade una taza de sal gruesa y remueve bien el agua. Aromatiza este baño con unas gotas de aceite esencial dependiendo del resultado que quieras obtener, melisa, ylang-ylang, salvia, limón, canela…

Esta mascarilla corporal está especialmente recomendada para pieles sensibles. Mezcla un cuarto de litro de leche entera con una cucharada sopera de aceite de germen de trigo y diez gotas de aceite de coco.

Mascarilla romana

Ha perdurado hasta nuestros días. Prepárala con tres cucharadas de arcilla, una de miel fluida y otras tres de leche entera. Esta fórmula es ideal para aplicarla por todo el cuerpo, especialmente en épocas en las que la piel esta reseca y castigada, por ejemplo, después de las vacaciones estivales. Para retirarla nada como un agradable baño, en el cual habras añadido un chorrito de leche entera. La piel quedará nutrida, con brillo, y, además, con su uso continuado se consiguen disimular las huellas del paso del tiempo.

El yogur

Es un alimento por excelencia en nuestra sociedad, pero también es un potente protector contra los elementos patógenos, ya que son atacados por el ácido que contiene. Favorece una acción antibacteriana, desinfectante y regeneradora. Por sus propiedades antiinflamatorias, nutritivas e hidratantes, se utiliza como bálsamo para calmar y curar los eritemas solares y los eczemas cutáneos.

Puedes elaborar fácilmente una mascarilla de yogur que limpia, hidrata y nutre tu piel gracias a su gran aporte vitamínico. Vierte en un recipiente una cucharada sopera de yogur natural, preferiblemente de producción biológica. Añade una cucharadita de zumo de naranja. Mezcla y aplica masajeando suavemente. Retira con abundante agua.

*Prueba también a mezclar un yogur con una
cucharadita de aceite de oliva y media manzana.
Aplícalo sobre el rostro a modo de mascarilla.*

El yogur mezclado con fresas tiene efectos exfoliantes. Las pequeñas semillas de esta fruta ayudan a eliminar las células muertas, originadas por la regeneración natural de la piel. Rica en vitaminas A, B1, B2 y C, además de sodio, hierro, calcio, potasio, fósforo y magnesio. Tritura tres fresas junto con una cucharadita de yogur natural. Si tu piel es seca, añade dos gotas de aceite de aguacate. Aplica masajeando suavemente para que las pequeñas semillas arrastren la suciedad acumulada en la piel.

Y muchas más mascarillas con lácteos…

Mascarilla de leche

La piel queda extremadamente suave tras haber utilizado esta mascarilla. Necesitas dos cucharadas de avena molida. Agrega media cucharada de miel fluida, cuatro cucharadas de leche entera, otras tantas de aceite de oliva y dos de aceite esencial de geranio. Deja actuar durante 15 minutos y retira con agua tibia.

Mascarilla de huevo

Para prepararla necesitas la clara de un huevo, una cucharada de infusión concentrada de menta, una cucharadita de miel y una cucharada de leche entera. Espesa con la harina de maíz necesaria para facilitar la aplicación. Aplica durante 20 minutos y retira con agua.

Mascarilla de rosas

La rosa se ha utilizado desde la antigüedad, por ello quizás, en ella se conserva el secreto de la eterna juventud. Puedes concebir una mascarilla triturando dos puñados de pétalos de rosas frescas junto con un gajo de naranja, hasta lograr una crema fluida que puedas aplicar sobre tu piel para mantener su juventud.

Mascarilla de cannabis

Esta planta tiene destacadas propiedades hidratantes, regeneradoras y reafirmantes. Contiene potasio y calcio y es un potente antiinflamatorio. Se utiliza cada vez más en cosmética para hacer champús, tónicos, cremas o mascarillas. Para hacer tu propia mascarilla utiliza tres hojas de cannabis y una cucharada sopera de yogur natural. Tritura bien los dos ingredientes para extraer al máximo los principios activos de las hojas. Mantén la mascarilla aplicada sobre tu piel durante al menos 15 minutos.

Mascarilla de hinojo

Para hacer una mascarilla antiarrugas con este vegetal has de mezclar cuatro cucharadas de yogur natural con un puñadito de hojas de hinojo. Mistura con la batidora hasta conseguir una crema. Aplica sobre tu piel y deja actuar durante 20 minutos. A continuación retírala con abundante agua.

Mascarilla de café

Pon en un recipiente medio yogur natural, una cuchara sopera de chocolate en polvo y otra, esta vez de postre, de café molido. Deja actuar antes de eliminarla con abundante agua tibia. Puedes utilizar esta mascarilla una vez por semana.

Mascarilla de trigo

Se trata de otra fórmula nutritiva que deja la piel suave y sedosa. Han de mezclarse tres cucharaditas de harina integral de trigo, media tacita de nata líquida y una cucharadita de zumo de limón. Cuando la mistura se haya secado ha de retirarse con agua abundante. Posteriormente se procede a realizar un masaje utilizando un buen aceite natural.

Mascarilla de zanahoria

La siguiente fórmula antioxidante es ideal tras una exposición solar y para evitar el envejecimiento de la piel. Necesitas el zumo de medio limón, de media naranja, tres cucharadas de zumo de zanahoria y medio yogur natural. Mezcla todos los ingredientes con una batidora y aplícalo sobre tu rostro tras haber limpiado tu piel. Transcurridos 15 minutos retira con abundante agua.

Mascarilla de gelatina

La gelatina tiene un alto contenido en colágeno. A partir de los 25 años perdemos el 1,5 % del total del colágeno. Factores como el estrés, el tabaco, el sol o la mala alimentación aceleran esta pérdida irremediable de colágeno en nuestro cuerpo. Esta mascarilla es un remedio nutritivo para la piel, ya que aporta elasticidad y ayuda a recuperar la juventud. Para elaborar esta mascarilla utiliza dos hojas de gelatina neutra, es decir, sin sabor. Añade medio vaso de leche entera de producción ecológica. Disuelve las láminas de gelatina en la leche. Para facilitar que se diluya la gelatina calienta el preparado. Luego debes de esperar a que se enfríe, y cuando esté tibio el preparado, aplica sobre el rostro para que actúe durante 20 minutos.

Mascarilla de manzana

Pela una manzana, trocéala y ponla a cocer para hacer con ella un puré. Mantén el recipiente al fuego durante el menor tiempo posible, sólo el tiempo necesario para que la manzana se pueda triturar fácilmente. Es conveniente que utilices muy poquita cantidad de agua. Espera a que se enfríe la manzana y mezcla con dos o tres cucharadas soperas de yogur natural. Añade una cucharada de harina BIO de trigo. Mantén sobre tu piel durante al menos 20 minutos y luego retira con abundante agua.

Mascarilla antiarrugas

En la farmacia o en el herbolario puedes encontrar cápsulas de vitamina E. Para hacer esta mascarilla utiliza el contenido de tres cápsulas de vitamina E que mezclarás con dos cucharadas de yogur natural y media cucharada de miel. Aplica la mezcla durante 12 minutos y retira con abundante agua tibia.

Mascarilla de pepino

Este vegetal se lleva utilizando con fines cosméticos desde tiempos de los griegos y romanos. Tritura un trozo de pepino previamente pelado. Añade dos cucharaditas de yogur y dos cucharaditas de arcilla o caolín. Esta mezcla es ideal como astringente, ya que cierra los poros tornándolos más finos. También es excelente para después de haber tomado el sol. Mantenla puesta durante 20 minutos y retírala con una esponjita de tacto suave. Esta mascarilla puede aplicarse hasta en las pieles más sensibles. Otra variante, es colocar por todo el rostro lonchas finas de pepino fresco. Si tu piel sufre exceso de grasa, obtendrás un resultado purificante. Has de aplicarte las rodajas inmediatamente después de haberlas cortado. Si dejas pasar tiempo perderán parte de sus propiedades.

Mascarilla de nuez moscada

La nuez moscada posee propiedades cicatrizantes y se ha usado durante siglos para tratar pieles con problemas. La canela es un excelente exfoliante natural que actúa como antiséptico y antifúngico. Mezcla dos cucharadas de yogur natural ecológico, una cucharada de café de canela en polvo y una cucharada pequeñita de nuez moscada. Añade media cucharadita de miel fluida.

Mascarilla piel grasa

Si tu cutis tiene tendencia a padecer exceso de grasa prueba a aplicarte la siguiente mezcla que te ayudará a regular tu piel: media manzana verde previamente pelada, un fresón maduro y una cucharadita sopera de yogur natural. Mezcla todo con la batidora y aplícatelo en el rostro manteniéndolo durante al menos 15 minutos.

El kéfir

El kéfir es una leche fermentada. La palabra *kéfir* significa «bendición» en turco. Aunque en nuestro país se consume desde hace relativamente poco tiempo, ya lo utilizaban los antiguos Sumerios. Podemos decir que es un alimento probiótico, pues en él están presentes microorganismos. El término probiótico de origen griego, significa «para la vida». En ellos existen bacterias que ayudan a reforzar nuestro sistema inmunológico. Es muy útil en tratamientos de diversas patologías dérmicas, como: acné, eczemas, psoriasis y alergias, dado que es un poderoso antiséptico que ayuda a curar heridas. Además de estimular el sistema inmunológico, el kéfir mejora el estado de la piel y el cabello.

Mascarilla de kéfir y manzana

Tiene propiedades refrescantes y antiarrugas. Licua una manzana y agrega a su zumo una cucharada de kéfir natural. Añade arcilla blanca hasta conseguir una textura semifluida, característica de las mascarillas de laboratorio. Este último producto puedes encontrarlo en herbolarios.

La nata

Es la materia grasa concentrada de la leche y contiene vitamina A y D. Puedes preparar una mascarilla triturando medio pepino con dos cucharadas de nata. Otra mascarilla muy eficaz para tratar pieles secas es la que resulta de mezclar una cucharada sopera de nata con una cucharadita de postre de aceite de almendras dulces y treinta gotas de aceite de albaricoque. Para las pieles sensibles puedes utilizar una mezcla de una cucharada de pétalos de flor de caléndula, veinte gotas de aceite de almendras y una cucharada sopera de nata.

Mascarilla de nata

Tritura dos fresas bien maduras, añade una cucharada de nata agria y dos cucharadas de miel fluida. Remueve hasta crear una pasta lo suficientemente espesa como para podértela aplicar. Déjala actuar durante 15 minutos sobre tu piel. Retírala con abundante agua. Nutre y calma la piel.

Mascarilla de levadura de cerveza

La levadura de cerveza procede del proceso de elaboración de esta bebida. Es rica en vitaminas B y H, potasio, fosforo y calcio, y muy recomendable tanto para su uso externo como interno. Este producto que limpia, nutre y normaliza la piel puedes encontrarlo en cualquier herbolario o tienda de dietética. Es muy apropiada para todas aquellas personas que tengan la piel seca, deshidratada y cansada. Atenúa las arrugas existentes, aporta luminosidad al rostro y aumenta el índice de hidratación en las capas superiores de la epidermis. Acelera la reparación natural de las células dañadas por las exposiciones solares. Pon en un recipiente una cucharadita de café llena de levadura de cerveza en escamas. Añade dos yemas de huevo, dos cucharaditas de miel ligera, media cucharadita de vinagre de sidra y dos cucharaditas de nata agria. Bátelo todo, a poder ser con una batidora eléctrica. Si ves que queda demasiado espesa, puedes añadir un chorrito de leche entera.

Aplícate la mascarilla y deja actuar sobre tu rostro, aproximadamente, durante 20 minutos. Retírala y ponte, acto seguido, tu crema habitual de tratamiento. Esta mascarilla puedes utilizarla una vez por semana, comprobarás cómo, día tras día, tu piel mejora.

Mascarilla de caléndula

De la caléndula se conocen sus beneficiosos efectos desde el siglo XVI. Se trata de una planta anual de fácil cultivo que se siembra a través de semillas. Sus flores son como preciosas margaritas de un intenso naranja brillante. Su uso es muy utilizado en cosmética, infusiones e, incluso, como alimento, ya que forma parte de varias recetas culinarias vegetarianas. Si te atreves, prueba a comer sus pequeños pétalos en ensalada, están muy sabrosos y, además, decorarán de una forma especial tus platos.

Pon en un recipiente la pulpa de un aguacate maduro o en su lugar, si no lo tienes, una cucharada sopera de aceite de aguacate. Añade tres cucharadas de nata para cocinar, una cucharada grande de pétalos de caléndula, que fácilmente podrás cultivar en un tiesto o en tu propio jardín, y una cucharadita de aceite de almendras dulces. Tritura en la batidora y mantenlo aplicado sobre el rostro, cuello y manos durante 20 minutos. Esta mascarilla es muy apropiada para pieles envejecidas, extremadamente secas y a falta de vitalidad. Desvanece progresivamente las arrugas de expresión y deja una piel radiante.

El requesón

Se obtiene al hacer cuajar la leche. Salvo la lactosa, contiene los mismos elementos que la leche: proteínas, grasas, vitaminas, sales minerales y, sobre todo, calcio y fósforo en cantidades importantes. Por sus componentes favorece la renovación celular. Puedes elaborar una mascarilla mezclando requesón con plátano y una cucharada de aceite de germen de trigo.

Para cuellos castigados, aplica la siguiente fórmula: Pon en un recipiente una cucharadita de queso fresco, de los que se utilizan habitualmente para untar. Añade un melocotón pequeño que esté bien maduro y una cucharadita de aceite de jojoba. Mezcla con la batidora eléctrica y deja actuar sobre la piel 20 minutos, para después retirar con agua.

Mascarilla de queso

Esta mascarilla está indicada para pieles con exceso de grasa. Ayuda a limpiar los poros y relaja la piel. Pon en un recipiente una porción de queso fresco desnatado, el zumo de medio limón, una cucharada sopera de leche desnatada y una cucharadita pequeña de miel. Mezcla con la batidora y aplícate el resultado sobre la piel perfectamente limpia. Deja actuar durante 15 minutos y retira con agua.

Mascarilla de tomate

El tomate es originario del continente americano y llego a Europa en el siglo XVI, para convertirse en algo común en nuestra alimentación. Resulta un poco pringoso y pegajoso a la hora de su aplicación, pero realmente merece la pena por su cualidades. Por su parte, el yogur, alimento por excelencia en nuestra sociedad, resulta ser un potente protector contra los elementos patógenos, ya que son atacados por un ácido que contiene. Favorece una acción antibacteriana, desinfectante y regeneradora. La unión de estos dos alimentos convierte a esta mascarilla en una de las reinas de la cosmética casera. Está especialmente indicada para pieles con puntos negros e impurezas, ya que es muy efectiva para normalizar el pH y proteger a la piel contra las bacterias, por lo que es muy recomendable para personas que tengan problemas de granos y espinillas.

Pela un tomate, procurando que no esté verde, sino más bien rojo y blandito. Ponlo en la trituradora y añádele dos cucharadas de yogur natural. Aplícatelo y mantenlo sobre tu rostro 25 minutos.

Mascarilla de patata

Los habitantes del Cono Sur americano ya utilizaban en el siglo XIV este preciado tubérculo. Maravilla de los guisos culinarios, presente en numeroso platos cotidianos, también hace acto de presencia como componente de algunas recetas de cosmética natural. Mi tipo de piel por suerte, o por desgracia, es sensible. Paso a daros una receta natural que a mí me ha ido muy bien. Os animo a que la probéis y que juzguéis.

Para hacer la mascarilla, cuece una patata hasta que esté lo suficientemente blanda como para hacer una papilla. Pélala y añade una o dos cucharadas de leche entera. Mezcla los dos ingredientes perfectamente. Espera a que se enfríe y aplica sobre el rostro durante 15 minutos. Tu piel alcanzará gran suavidad, sin irritarse.

Mascarilla de hinojo

Haz una infusión de hinojo fresco con poca agua y mucho hinojo. Pon en un recipiente una cucharada sopera de esta infusión en frío, añade una cucharada sopera de yogur natural y otra de miel fluida. Espésalo con harina de maíz y aplícatelo sobre el rostro perfectamente limpio durante 15 minutos. Una vez trascurrido este tiempo debes retirarla y continuar con tus hábitos de belleza rutinarios. Este preparado puede ser utilizado por todo tipo de pieles, incluso por las más sensibles. Posee un potente efecto rejuvenecedor y antiarrugas.

Mascarilla de espinacas

Las espinacas limpian y contienen vitamina A, que es una de las vitaminas de la belleza por excelencia. Este vegetal mejora notablemente la piel de personas que sufren de sequedad y falta de suavidad. Es ideal para pieles cansadas y maduras. Posee una acción preventiva contra el envejecimiento cutáneo y aporta unos beneficios completamente naturales e indispensables para mantener el equilibrio de la piel, su vitalidad y esplendor.

Quizá esta mascarilla resulte ser un poquito aparatosa, pero con ella se obtienen excelentes resultados. Lava abundantemente unas hojas verdes de espinacas. Ponlas a cocer durante tres minutos en un poquito de leche entera. Déjalas enfriar, y cuando estén templadas, estíralas y colócatelas sobre la cara y el cuello. Relájate y mantén puesta la mascarilla durante 25 minutos. Deja que se seque sobre la piel y aplícate posteriormente el sobrante de leche de cocer dichas espinacas.

Mascarilla de germen de trigo

Aceite de gran valor medicinal y cosmético. Su alto contenido en vitamina E y en ácidos grasos insaturados le hace imprescindible en nuestra alacena cosmética. Su vitamina A le convierte en un eficaz enemigo de las infecciones de la piel. También es poseedor de vitamina D, E, K y F, lo que le proporciona un efecto estimulante del tejido cutáneo y acelerador del proceso de regeneración celular. Mezcla media manzana, una cucharadita de aceite de germen de trigo y una cucharada de nata.

Mascarilla de ron

Se trata de un efectivo tratamiento para cabellos faltos de vida y carentes de brillo natural. Puede ser utilizado por todo tipo de pelo, incluidos los más grasos. La historia popular la ubica como una receta de procedencia gitana que han utilizado muchas mujeres de esta etnia con el objetivo de mantener la cabellera sana y brillante. Sea ese o no el origen de esta mascarilla capilar, cierto es que con su aplicación continua se obtienen excelentes resultados. Mezcla en un recipiente una yema de huevo, una cucharada de leche entera y tres cucharadas soperas de ron. Masajea con este tratamiento tu cuero cabelludo y transcurridos 20 minutos procede a lavar con un champú suave.

Se debe de tener muy presente que las personas alérgicas a la lactosa NO deben de aplicarse ninguno de estos tratamientos naturales con ingredientes lácteos, ya que por ósmosis puede llegar al torrente sanguíneo y producir algún tipo de reacción alérgica.

Capítulo 5

ORIENTE EN TU PIEL
MASCARILLAS ZEN

Las mujeres orientales siempre han destacado por su exótica belleza, fruto de sus cuidados naturales y de su culto por la imagen. El ZEN es una filosofía ancestral que muchas personas occidentales han adoptado como estilo de vida. Lo que en un principio fue un método de entrenamiento espiritual para religiosos y filósofos, en la actualidad se ve reflejado en multitud de manifestaciones artísticas y cotidianas como la pintura, caligrafía, diseño de jardines, *feng shui*, arte floral o *ikebana*, y cómo no, en el cuidado de la imagen personal.

La filosofía Zen se ha instalado con gran éxito en el mundo occidental. Su difusión ha sido espectacular. Los que practican esta diferente manera de entender la vida encuentran en ella la ayuda necesaria para hallar el equilibrio personal. Aporta simplicidad, serenidad, sencillez y trasmite un deseo de paz interior y simbiosis con la naturaleza. Cuando nuestro cuerpo está en perfecta armonía se consigue un equilibrio energético que repercute positivamente en nuestro aspecto externo. Para lograrlo es necesario e imprescindible tratar el organismo como un conjunto, una trilogía: cuerpo, mente y espíritu.

Para las féminas japonesas el concepto de belleza parte de la salud. Son sabedoras y conscientes de que para poseer un buen aspecto externo es imprescindible llevar a cabo unos cuidados internos. Una dieta equilibrada, a base de alimentos sanos, combinada con ejercicios físicos y mentales, y la aplicación de cosméticos de origen natural es la fórmula que utilizan para conseguirlo.

En Japón, los cuidados de belleza siempre se han realizado con exquisita dedicación, llegándose a convertir casi en pequeños rituales. Fusionando Oriente con Occidente podemos recuperar y aprovechar tradiciones milenarias procedentes del mundo oriental para elaborar nuestros cosméticos. Secretos de belleza que han sido celosamente guardados durante siglos por la mujer «del imperio del sol naciente» que nos ayudan a conseguir esa deseada piel de porcelana característica de las *geishas*.

La lista de ingredientes naturales procedentes de estas islas es numerosa. Los más relevantes y populares van desde el té, el arroz y las algas, hasta el aceite de camelia o la lecitina de soja, pasando por el extracto de perla.

El aceite de camelia

Conocido como *tsubaki* ha sido y es uno de los cosméticos más utilizados en este país. Este arbusto de flores amarillentas es originario de Japón, China y Corea. De sus semillas se extrae, generalmente por prensado, su preciado aceite. Es un potente antioxidante capaz de mantener la juventud y frescura de las pieles secas y sensibles. Gracias a su riqueza en proteínas y vitaminas vegetales contribuye a recobrar el equilibrio y esplendor dérmico. Actúa como restaurador y combate los efectos de las inevitables agresiones externas, responsables del envejecimiento cutáneo. Además, está demostrado que con su uso periódico se mejora considerablemente la flexibilidad de la piel. Prueba a hacerte una mascarilla de aguacate y aceite de camelia. Su elaboración te resultará muy sencilla y rápida. Esta combinación natural aporta tersura y nutrición, y al mismo tiempo suaviza notablemente la piel. Vierte en un recipiente una cucharada sopera de aguacate, preferiblemente muy maduro. Añade una cucharada de aceite de germen de trigo y veinte gotas de aceite de camelia. Este último elemento puedes encontrarlo en tiendas destinadas a la venta de productos orientales. También puedes adquirirlo por internet. Aplica el preparado sobre una piel perfectamente limpia y seca. Mantenlo sobre tu rostro, cuello y escote durante, al menos, veinte minutos. Trascurrido este tiempo, retira con abundante agua fresca y posteriormente aplica tu crema habitual de tratamiento.

El aceite de camelia también se emplea como acondicionador para el cabello. Hubo una época, durante la era Heian (749-1185), en que las mujeres japonesas llevaban el pelo muy largo. Algunas lo dejaban crecer hasta casi alcanzar el suelo. Para fortalecer, nutrir y dar brillo a tu cabellera puedes utilizar una mascarilla capilar mezclando algas, aceite de camelia, yema de huevo y salvado de arroz. En la actualidad se utiliza una mascarilla o baño capilar a base de aceite de sésamo y camelia a partes iguales. Este combinado resulta excelente para cuidar melenas ásperas, carentes de brillo o castigadas por un exceso de sol, permanentes, tintes u otros agentes externos. Extiende la mezcla sobre tu pelo, masajeando suavemente. Para conseguir buenos resultados es conveniente que lo mantengas aplicado al menos durante veinte minutos. Trascurrido este tiempo, lava tu cabeza con un champú suave. Puedes repetir este tratamiento una vez por semana hasta recuperar la suavidad pedida. Posteriormente, como mantenimiento, puedes aplicarlo una vez al mes.

Las judías *azuki* o *sekihan*

Se han utilizado tradicionalmente como exfoliantes y limpiadores cutáneos. Hace más de mil años que las mujeres japonesas se exfoliaban la piel frotándola con bolsas de seda llenas de *azuki* molido. Estas pequeñas alubias rojizas poseen propiedades depurativas que ayudan a limpiar la piel a la vez que la nutren y suavizan. Como alimento, su consumo favorece los procesos digestivos y acelera el desarrollo de la flora intestinal. Se recomiendan en tratamientos de desintoxicación del organismo por su gran aporte en vitamina B1. Además, contribuyen al buen funcionamiento del riñón. En Japón suele aconsejarse su consumo durante el embarazo, al tener una elevada riqueza en minerales y oligoelementos. También durante la lactancia, ya que se considera que estimulan la producción de leche materna. Puedes encontrar esta sana legumbre en herbolarios y tiendas de alimentación natural.

Prueba a elaborar de manera sencilla una mascarilla y exfoliante a base de *azuki*. Tritura la cantidad de alubias suficiente como para obtener dos cucharadas soperas. Puedes utilizar para ello el molinillo de café. O bien, si lo prefieres, optar por adquirir harina de *azuki*, aunque esta segunda opción probablemente te resultará más complicada de encontrar. No obstante, puedes conseguirla en tiendas especializadas en alimentación oriental. Vierte el polvo de *azuki* en un recipiente. Añade dos cucharaditas de leche entera. Si tu piel está excesivamente reseca sustituye este último ingrediente por nata líquida. Remueve hasta conseguir una mezcla homogénea. Aplica el resultado sobre tu rostro cuello y escote, previamente desmaquillados. Trascurridos un par de minutos, frota suavemente por toda tu piel con un cepillito específico para la limpieza facial. Insiste en las zonas donde más suele acumularse la suciedad. Generalmente son las aletas de la nariz, barbilla y frente. Con esta práctica los poros quedan libres de suciedad y de células muertas, y como consecuencia la piel adquiere un aspecto más suave y luminoso. Esta fórmula natural puede utilizarse en todo tipo de piel, menos en aquellas que padezcan problemas de acné. La piel del cuerpo también se puede ver favorablemente beneficiada con la aplicación de esta receta natural. Se consiguen asombrosos resultados sobre todo en las épocas en las que la piel ha sido castigada por continuas exposiciones solares.

El bambú

Es una caña con un largo tallo hueco, que crece rápidamente. Su principio activo, el bambosil, nos ofrece una acción regenerante. Ayuda a estimular la síntesis del colágeno, favorece el intercambio celular y, como consecuencia, regenera los tejidos. Además, tiene también un efecto remineralizante por su alto contenido en silicio y magnesio. La caña de bambú micronizada es uno de los exfoliantes más utilizados en cosmética natural, debido a que permite exfoliar la piel sin agredirla. De su fragancia se dice que combate la tristeza y aporta energía y bienestar. Puedes disfrutar de una mascarilla corporal suavizante si aplicas sobre tu piel una miscelánea de veinte gotas de aceite de bambú mezcladas con otras quince de aceite de germen de trigo. Todo tu cuerpo quedará suave, nutrido y con un precioso brillo aterciopelado.

El té

Además de suponer un ritual para los japoneses, se ha convertido en un buen aliado de la belleza. La ceremonia característica, llamada *sado* o *chado,* que envuelve a esta bebida es un método sumamente ritualizado de preparar el té verde. Incluso, a veces, se puede llegar a profundizar en la finalidad de la vida e invita a adentrarse en el conocimiento de la naturaleza y el crecimiento personal. El té blanco es el más suave y delicado. Guarda todos los nutrientes concentrados. Contiene el triple de polifenoles que las demás variedades, de ahí su potente efecto antioxidante capaz de neutralizar el envejecimiento celular. El té verde procede de las hojas de té sin fermentar. Reduce la grasa corporal, ayuda a la oxigenación de las células y tiene efectos antioxidantes e hidratantes. Por su eficaz acción contra los radicales libres es quizás el más utilizado en cosmética. El té rojo ayuda a adelgazar. Y por último, el té negro, cuya fermentación es la más larga, resulta diurético y antioxidante. Sus beneficiosos efectos evitan la retención de líquidos y ayudan a eliminar toxinas.

Si a tu piel le falta suavidad, transparencia y frescura, sin duda, puede necesitar una mascarilla de té verde. Pruébala, te ayudará a contrarrestar las acciones nocivas de los radicales libres causantes del envejecimiento prematuro. Mezcla dos cucharaditas de zumo de aloe vera. Lo puedes adquirir ya procesado o si dispones de una de estas plantas, extraerlo tú misma del interior de una de sus hojas. Añade una cucharadita de miel fluida y otra de infusión de té verde concentrado. Mezcla perfectamente estos tres ingredientes y añade caolín o arcilla blanca hasta lograr un preparado con una textura agradable para aplicártelo cómodamente sobre la piel de tu rostro.

La flor de loto

Es el emblema asiático por excelencia. Simboliza pureza y creación. Es una planta acuática, de hojas grandes y redondas, de color verde azulado, que en verano da flores flotantes de colores intensos. Cuando se abren desprenden un fuerte olor parecido al que emana el jacinto. El loto azul se abre con los primeros rayos de sol, y al mediodía se cierra y se hunde en el agua para reaparecer al día siguiente. El loto blanco florece durante la noche y recibe al día con la flor abierta. Como cosmético sacia la sed de la piel hidratándola en profundidad. También tiene propiedades astringentes.

La soja

Parece ser que tiene más de cinco mil años de historia. Es una legumbre rica en minerales, vitaminas y carbohidratos. Muy energética y con un contenido en proteínas excepcionalmente alto. Es una riquísima fuente de calcio, zinc, fósforo, sodio, potasio, magnesio, selenio, cobre y vitaminas A, B, D y E. La distribución de aminoácidos en la soja es similar a la de las proteínas animales, por ello es un alimento imprescindible en dietas vegetarianas y veganas. Diversos estudios científicos avalan la teoría de que las isoflavonas que contiene actúan en el organismo como si fueran estrógenos. Estos fitoestrogenos tienen un potente efecto antioxidante, además de poseer propiedades antivíricas, antifúngicas y bactericidas. Además, ayudan a reforzar la cohesión celular de la piel volviéndola por consiguiente más elástica. Estimula la división celular ayudando a la renovación de los tejidos y acelerando la regeneración celular. Por su elevado contenido en vitaminas E y K resulta ser un poderoso nutriente que detiene el envejecimiento cutáneo. Además, aporta hidratación a la piel. El alto porcentaje de carotenos que contiene el aceite de soja le hace estar presente en infinidad de fórmulas de cosmética solar. Es también un gran benefactor del cabello de efecto protector, nutritivo y suavizante.

Si tu cabello está reseco o lo llevas teñido o permanentado, prueba a utilizar esta mascarilla capilar casera una vez por semana. Mezcla los siguientes ingredientes: una cucharada sopera de aceite de maíz, otra de aceite de aguacate, dos de aceite de soja y una cucharada colmada de leche en polvo. Aplica el preparado sobre cabello húmedo. Envuelve tu cabeza con una toalla preferiblemente caliente. Al cabo de quince minutos lávate la cabeza con un champú especial para este tipo de cabellos.

La lecitina de soja es uno de los complementos dietéticos más consumidos en todo el mundo, debido a que regula la tasa de colesterol en sangre y reduce el riesgo de su acumulación sobre las paredes arteriales. Los ácidos grasos esenciales que contiene facilitan la solubilización y el transporte del colesterol. La fosfatidilcolina estimula la capacidad del organismo para eliminarlo. Además, mejora la elasticidad de los vasos sanguíneos. Por todo ello, ayuda considerablemente a prevenir enfermedades del sistema vascular. Se suele recomendar en regímenes de adelgazamiento, ya que ayuda a movilizar los depósitos de grasas en el organismo. En cosmética se utiliza como sustancia emulsionante, homogenizante y antioxidante. La mascarilla de miel con lecitina de soja es muy agradable y aporta a la piel una suavidad y tersura exquisita. Con su aplicación periódica se consigue una piel elástica y relajada. Se trata de una antigua receta de juventud que ayuda a corregir y prevenir los signos del paso del tiempo, que inevitablemente y, poco a poco, van apareciendo sobre nuestra piel. Vierte en un recipiente tres cucharadas de café, de miel fluida. Añade una cuchara-da sopera de lecitina de soja previamente diluida en dos cucharadas de agua de rosas. Como último ingrediente integra medio melocotón pelado. Mezcla perfectamente todos estos componentes. Es reco-mendable que mantengas la mascarilla actuando sobre tu rostro apro-ximadamente durante veinticinco minutos. Durante este tiempo pro-cura no gesticular. Si tienes posibilidad recuéstate sobre tu cama para poder mantener una postura relajada. Una vez retirada, aplica tu cre-ma de tratamiento habitual.

Puedes elaborar una mascarilla para utilizar tanto sobre la piel de tu rostro como en la de tu cuerpo. Este preparado de elaboración sencilla desprenderá las células muertas que probablemente se en-cuentren adheridas a tu piel, como resultado del constante proce-so de renovación celular. Pela media papaya de tamaño pequeño. Procura seleccionar una pieza que este madura. Tritúrala con la batidora. Añade dos cucharadas soperas de yogur natural y una de lecitina de soja. Este sencillo tratamiento puedes realizarlo una vez por semana. Tu piel quedará suave y sedosa.

El caviar

Contiene omega 3; fosfolípidos y vitaminas A, B1, B2, B6, D y E. Activa el metabolismo celular y es un excelente antioxidante. Se utiliza en preparados destinados para el cuidado de las pieles más exigentes y desvitalizadas, ya que aporta firmeza y luminosidad.

La seda

Es la sustancia de consistencia viscosa formada por una proteína llamada fibroína, que se extrae de los capullos que elaboran minu-ciosamente los gusanos de seda. De propiedades suavizantes, hi-dratantes, antiarrugas y retardadoras del envejecimiento es un componente que forma parte de cosméticos concebidos con el fin de mantener la juventud de la piel. Aunque inicialmente fue el pueblo chino quien descubrió sus fantásticas propiedades, fueron los nipones quienes pronto hicieron acopio de algunas de las fórmulas tradicionales de uso, e incluyeron este ingrediente en preparados para el cuidado de la piel. Puedes conseguir seda líquida en algunos espacios dedicados a la venta de productos orientales.

El polvo de perlas

Se utiliza en la cultura oriental desde hace más de dos milenios. Principalmente se usa en cosméticos antienvejecimiento por los 18 aminoácidos que atesora. Se emplea en la composición de productos blanqueadores y antimanchas y proporciona luminosidad y suavidad a la piel.

El arroz

Es oriundo de oriente. Sin embargo, su cultivo y consumo se reparte por gran parte del mundo. Aporta al organismo fósforo y glúcidos. Gracias a su contenido en vitamina E neutraliza eficazmente los radicales libres responsables del proceso de envejecimiento. En la tradición oriental siempre ha estado presente en las fórmulas de belleza niponas. En industria cosmética se emplea principalmente para formular hidrolizados proteínicos, destinados a hidratar y nutrir la piel. Cosméticos capaces de formar una barrera protectora que retiene el agua, evitando la deshidratación y ralentizando el envejecimiento cutáneo.

El aceite de salvado

Se obtiene a partir de la cáscara del arroz, como subproducto de la trituración del arroz blanco. Es rico en vitamina E y neutraliza eficazmente los radicales libres responsables del proceso de envejecimiento cutáneo. El orizanol se extrae del aceite de arroz. Ayuda a frenar la producción de melanina, impidiendo el paso de los rayos ultravioleta. De ahí, que algunos protectores solares, destinados al cuidado de la piel y del cabello, incorporen este aceite en sus formulaciones.

Los cosméticos que integran almidón de arroz están indicadas para el cuidado de las pieles más sensibles o aquellas que han estado expuestas a agresiones externas. Es un talco natural que calma, suaviza y proporciona un tacto agradable. Se recomienda su uso sobre pieles irritadas y enrojecidas, incluso para el cuidado de las más delicadas, como son las de los niños. El almidón de arroz en el agua del baño tiene un maravilloso efecto calmante, suavizante y refrescante. Prueba a añadir al agua de tu bañera dos cucharadas de este polvo y una cucharadita de miel fluida. Tu piel quedará suave y tersa. Como loción para el rostro puedes preparar un tónico si dejas hervir durante quince minutos un puñado de arroz en medio litro de agua. Deja enfriar y aplica sobre tu cara, cuello y escote.

Las proteínas del arroz tienen efecto nutritivo, regenerante, revitalizante y protector frente a los agentes externos. Puedes preparar una mascarilla rejuvenecedora triturando medio plátano con dos cucharaditas de harina de arroz y un huevo. Otra opción es combinar una cucharada de harina de arroz, diez uvas blancas previamente peladas y seis gotas de aceite de almendras. La harina de arroz puedes adquirirla en herbolarios y tiendas de alimentación de productos orientales.

Si licuas un melocotón y mezclas su zumo con harina de arroz obtendrás una mascarilla con la que tu piel quedará suave y tersa, como la mismísima piel de esta sabrosa fruta. Añade harina hasta conseguir una mezcla lo suficientemente densa como para poder aplicarla cómodamente por todo tu rostro y cuello. Trascurridos veinte minutos retírala con abundante agua fresca y aplica tu crema habitual de tratamiento.

La fécula de esta gramínea de origen asiático se viene utilizando desde hace siglos en la elaboración de productos cosméticos. En el imperio del sol naciente era condición *sine qua non* poseer una piel blanca y delicada para que una mujer fuera considerada bella. Para conseguir esa deseada tez preparaban ungüentos mezclando salvado de arroz con otros ingredientes de origen natural. Una tradición nipona era lavarse la cara con el agua de la cocción del arroz. También aplicaban aceite de germen de arroz para suavizarla. De ahí que a las mujeres de piel suave y blanca se las conociera como *nuka bijin*, que significa 'belleza de salvado de arroz'. En occidente los griegos elaboraban polvos de almidón de arroz, con los que daban a su piel un aspecto marmóreo. En el renacimiento mujeres y hombres empolvaban su rostro con estos polvos para lucir una blancura extrema.

Mascarilla corporal de arroz

El arroz contiene ácido linoleico que es fundamental para mejorar el aspecto de la piel seca e hidratarla. El salvado de arroz es un ingrediente muy habitual en la formulación de productos cosméticos. Es un antioxidante natural muy potente que incrementa los niveles de colágeno en la piel. Esta mascarilla es ideal para evitar el envejecimiento prematuro y tras un baño de sol, ya que la exposición a rayos UVA castiga la piel. La miel es antibacteriana y antioxidante. La leche actúa como limpiadora, además proporciona suavidad. Para preparar esta mascarilla necesitas media cucharada de harina de arroz en polvo, seis cucharadas de arroz integral cocido, una cucharada de miel fluida y una cucharada de leche entera, preferiblemente ecológica. Añade agua de la cocción del arroz hasta obtener una mascarilla de textura cómoda para aplicar por toda la piel de tu cuerpo.

La cáscara de arroz se utiliza como filtro solar. Es muy valorada por sus escasos efectos alergénicos. También se ha empezado a integrar en algunas barras de labios y esmaltes de uñas, ya que actúa como conglomerante y contribuye a que el producto se extienda con mayor facilidad. En la cosmética capilar tiene gran aceptación, ya que las proteínas de arroz aumentan notablemente la elasticidad del cabello, reforzando la fibra capilar y evitando que se quiebre. Además, aportan volumen y mejoran el aspecto de las puntas abiertas. También es un buen exfoliante. El ácido fítico que contiene activa la circulación sanguínea y estimula la renovación celular. Puedes preparar un *peeling* mezclando dos cucharaditas de harina de arroz, una de canela en polvo y treinta gotas de aceite de germen de trigo. De igual modo puedes conseguir una mascarilla facial diluyendo dos cucharaditas de harina de arroz en cuatro de agua de rosas. Es conveniente que mantengas el preparado sobre tu rostro, al menos, durante diez minutos.

Algunos de los laboratorios cosméticos que utilizan arroz en sus fórmulas son antiguos productores de *sake*. Esta bebida tiene un proceso de elaboración similar al de la cerveza, ya que en ambas los cereales producen azúcar que posteriormente se convertirán en alcohol. Este licor de arroz contiene una sustancia denominada ácido kójico que estimula la síntesis de colágeno natural. Extraído durante la fermentación de un tipo de levadura de arroz, el fermento del *koji* es capaz de mantener una buena hidratación cutánea. Aporta vitaminas, aminoácidos y minerales y, por ello, se integra en fórmulas destinadas a regenerar y recuperar la juventud. Este ácido fue descubierto de manera casual por un monje japonés, quien observó que en las destilerías de *sake* los trabajadores, hasta los de mayor edad, mantenían joven y blanca la piel de sus manos. En la actualidad es una de las sustancias despigmentantes más empleadas para la eliminación de las manchas de la piel. Actúa sobre los melanocitos, inhibiendo la acción de las tiroxinas, enzima fundamental en el proceso de formación de la melanina. Su mayor ventaja radica en la suavidad que aporta a la piel. No causa irritación, ni fotosensibilización. El ácido kójico es, además, un agente antimicrobiano y bacteriostático que bloquea la acción de las bacterias responsables de la aparición de acné.

Los nipones acostumbran a darse un baño en agua caliente al que añaden *amazake*, una bebida dulce no alcohólica hecha de arroz fermentado. En los *olsen* o balnearios japoneses brindan diversos tratamientos que integran este licor. Cócteles elaborados con té verde y *sake*, e incluso, en algunos llegan a ofrecer piscina de *sake*. En nuestra latitud podemos disfrutar de un agradable baño si añadimos a la bañera ocho tazas de agua de arroz hervido, una copa de *sake*, diez gotas de aceite de almendras dulces y otras diez de aceite esencial de jazmín.

Mascarilla de arroz

Tonifica la piel por un activo que contiene el arroz llamado inositol, capaz de frenar el envejecimiento de la piel. Además estimula la circulación sanguínea y mejora el estado general de la piel, ya que es rico en vitamina B. Para realizar una mascarilla necesitas tres cucharadas de arroz integral cocido, preferiblemente de origen orgánico. Puedes encontrarle en supermercados de productos naturales o bien en herbolarios. También necesitas una cucharada de zumo de naranja, dos cucharadas de aguacate y media cucharada de miel. Tritura los ingredientes para mezclarlos. Aplica sobre tu rostro perfectamente limpio y transcurridos 20 minutos puedes retirar con agua. Esta mascarilla puedes utilizarla una vez por semana.

Mascarilla regenerante

El arroz regenera e hidrata la piel. Es un buen exfoliante natural por su ácido acético. Necesitas una taza de agua mineral y cuatro cucharadas de arroz a ser posible ecológico. Coloca el arroz en un recipiente y muévelo hasta que el agua se enturbie. Déjalo reposar durante dos horas y vuelve a remover. Utiliza una hoja de papel de cocina. Abre dos agujeros para los ojos y uno para la nariz, y empapa el papel en el agua de arroz y colócalo sobre tu rostro.

Capítulo 6

EL MAR COMO ACTIVO DE BELLEZA

El mar es un océano inconmensurable de activos cosméticos y beneficiosos para la salud. Dos mil años antes de Cristo las algas ya eran utilizadas por el pueblo japonés en diversos campos, como el culinario o el medicinal. Es innegable que se trata, evolutivamente, de los vegetales más antiguos. Con las «verduras del mar» podemos preparar infinidad de mascarillas naturales debido a su alto contenido en oligoelementos, sales minerales, vitaminas y aminoácidos, que sirven para mantener el buen aspecto externo de la piel, ya que son directamente asimilables por las células cutáneas. Pero además, se extraen principios activos del plancton, de los peces, de las perlas, de algunas conchas y de los caparazones de los crustáceos. De la tinta de calamar se obtiene melanina y con los caparazones de los crustáceos se consiguen gránulos exfoliantes naturales. De los cartílagos se consigue *condroitín sulfato* presente en diversas formulaciones. El polvo micronizado de algunas conchas se usa en la elaboración de cosmética de color por sus propiedades matificantes y suavizantes. El coral es un excelente nutriente celular y rejuvenecedor, a la vez que protege de las agresiones externas y mejora la elasticidad y la tonificación.

El agua de mar

Posee sales minerales orgánicas que son biodisponibles e idóneas para elaborar preparados cosméticos naturales. De efecto bactericida, elimina los gérmenes nocivos e impide su proliferación, respetando la flora microbiana necesaria para el equilibrio cutáneo. Del mar se extraen activos para: erradicar el acné por su efecto antiséptico; aliviar la congestión nasal; el tratamiento de la artritis, reumatismo y osteoartritis por su efecto analgésico, antinflamatorio, relajante y activador de la circulación sanguínea. En métodos contra la celulitis se utilizan con el fin de romper los depósitos de toxinas y grasas, y por su acción diurética y desintoxicante. En dermatitis y eczemas contribuye a restaurar el equilibrio de la piel por su capacidad antialérgica y regeneradora. En curas para combatir el estrés, gracias a que algunos activos estimulan la relajación, calman y promueven la eliminación de toxinas. Contribuye a mejorar el aspecto del cabello, ya que algunos de estos activos son capaces de optimizar la circulación sanguínea de la que se alimentan los bulbos pilosos.

Las algas

Las algas marinas aportan innumerables minerales de efecto vivificante, antioxidante, nutritivo, hidratante y rejuvenecedor. Son ricas en oligoelementos, magnesio, potasio, calcio, hierro, yodo, zinc y selenio y, además, contienen provitamina A y vitaminas del grupo B como la B12 que se encuentra solamente en tejido animal. También atesoran vitaminas liposolubles como la A y la E. La composición de las algas contiene un 45 % de proteínas con un total de 19 aminoácidos esenciales.

Las algas verdes o clorofíceas se suelen encontrar más próximas a la superficie. Una de las más utilizadas en cosmética es la conocida como *lechuga de mar*. Rica en clorofila, proporciona hidratación, suavidad y poder cicatrizante. Favorece la síntesis de las proteínas e inhibe la destrucción de colágeno y elastina. La *Enteromorpha* es un alga mediterránea y atlántica que alivia el picor, la desecación y el enrojecimiento cutáneo.

Las algas azules o cianofitas como la *Espirulina*, poseen entre un 10 y un 20 % más de minerales que las plantas terrestres, por lo que resultan excelentes remineralizantes. Las algas pardas o feofíceas aportan carragenatos y alginatos, sustancias gelatinosas que se usan como espesantes cosméticos. La *Durvillea* posee propiedades reafirmantes y antiradicales libres. La *Laminaria digitata* es emoliente y reafirmante. Se trata del alga más rica en yodo, elemento que interviene en la regulación de los lípidos. Se incluye en tratamientos anticelulíticos y en la formulación de productos para el cuidado de las pieles y cabellos grasos. La *Ascophyllum nodosum* contiene vitamina C y manitol, por lo que se suma a formulaciones antienvejecimiento. La *Enteromorpha* ostenta polisacáridos sulfatados que activan la circulación periférica, por lo que se usa en tratamientos de efecto anticelulítico. Mejora la oxigenación celular, por lo que se integra en productos regeneradores. El *espagueti de mar* posee gran poder hidratante, vivificante y protector por su alto contenido en oligoelementos, aminoácidos y polisacáridos.

Las algas rojas o rodofíceas se usan para armonizar texturas y son la fuente de obtención del agar-agar. Generalmente ricas en minerales como yodo, magnesio, cloro, potasio, calcio, fósforo, mucílagos y aminoácidos. Las más utilizadas son la *Asparagopsis armata*, una poderosa activadora de la regeneración celular. El *Chondrus* es hidratante, emoliente, suavizante y de efecto tensor y la *Palmaria palmata* o *dulsè* contiene casi todos los oligoelementos.

La *Chlamydomona nivalis* o alga de las nieves es una microalga capaz de sobrevivir en ambientes acuosos bajo cero. Sus esporas son de color rojizo gracias a un pigmento denominado astaxantina y se concentra en poblaciones de varios millones por centímetro cuadrado. Contiene carotenoides y antioxidantes que bloquean los rayos UV y ejercen de antioxidantes. Fue capaz de sobrevivir al cambio de temperaturas más radical que sufrió nuestro planeta hace más de 600 millones de años. Durante ese tiempo se congelaron los océanos y el hielo alcanzó más de 100 metros de espesor. En esa época aun no existían ni los animales, ni las plantas, pero sí que existía una rica vida en los ambientes acuáticos en los que crecían la mayoría de las algas que han llegado hasta nuestros días. La rápida capacidad de reproducción de estas microalgas permitió su resistencia y continuidad. En primavera se expone a la luz solar, agua y minerales para crecer y reproducirse, mientras que en invierno se satura de activos ideales para formular cosméticos.

Mascarilla de algas nori

Estudios realizados demuestran que el consumo de algas beneficia tantísimo a la salud que aquellos que las consumen o utilizan con regularidad viven más años y permanecen saludables durante un mayor tiempo de su vida. Contienen grandes cantidades de minerales, entre ellos y dependiendo de la variedad, podemos encontrar: yodo, calcio, hierro, potasio y magnesio, además de numerosos oligoelementos. También son fuente de Vitaminas A, B, C, D, E y K. Hoy en día forman parte fundamental en la cocina vegetariana, siendo las más comunes y conocidas la nori, wakame y agar-agar. Puedes encontrarlas fácilmente en herbolarios o tiendas de alimentación natural, aunque también comienzan a verse en grandes superficies de alimentación.

Provéete de una bolsita de algas nori deshidratadas. Se comercializa en paquetes de finas laminas. Presentan un aspecto frágil, brillante y quebradizo. Sumerge una hojita de nori en medio vasito de agua de rosas. Revuelve hasta que quede totalmente deshecha y añade caolín blanco. Bate la mezcla hasta conseguir una pasta homogénea. Aplícatela sobre el rostro, en capa gruesa, y espera 15 minutos antes de retirarla con una esponjita muy suave. Esta mascarilla está indicada en pieles deshidratadas, envejecidas y desnutridas. Para las pieles sensibles puede resultar fuerte y, en algunos casos, provocar irritación, por lo que no es recomendable. Prueba cambiando el agua de rosas por una infusión concentrada de manzanilla.

Mascarilla de espirulina

La espirulina es un alga unicelular y microscópica, complemento alimenticio rico en hierro vitamina B12 y con gran cantidad de clorofila. Es un potente regenerador cutáneo y nutre y protege la piel. Puedes hacer una mascarilla que estará indicada para pieles mixtas y grasas, ya que actúa como exfoliante natural para la piel. Se aplica una vez a la semana, con un tiempo de exposición de 10 minutos. No es recomendable para pieles sensibles o con rojeces. Mezcla dos cucharadas de yogur natural, preferiblemente de origen biológico, con una cucharadita de postre de polvos de espirulina. La espirulina puedes encontrarla en supermercados ecológicos y tiendas de sector natural.

Mascarilla de Chlorella

Este alga microscópica unicelular estimula la actividad de la piel. Se cree que fue la primera forma de vida, con un núcleo definido, que surgió en la superficie terrestre hace 30 millones de años. La integran 16 minerales y 19 aminoácidos aparte de clorofila. Es muy nutritiva y remineraliza la piel. Utiliza el contenido de cuatro cápsulas de Chlorella que puedes encontrar fácilmente en tiendas del sector natural. Añade una cucharada sopera de agua de mar. Aplica el resultado sobre tu piel.

Mascarilla exfoliante

Combina dos cucharadas de zumo de sandía natural con media hoja de alga nori y medio yogur griego. El ácido láctico del yogur exfoliará tu piel, la sandía la hidratará profundamente y el alga aportará infinidad de nutrientes y minerales.

Mascarilla de algas azules

Para realizarla necesitarás una cucharada de algas azules en polvo o en su lugar el interior de seis cápsulas de estas algas. Añade una cucharadita de vinagre de arroz y remueve constantemente hasta conseguir un preparado homogéneo.

Mascarilla de algas verdes

Mezcla una cucharita de polvo de algas, dos cucharadas de aceite de almendras y un trozo de aloe vera sin piel. Tritura y aplica directamente sobre tu rostro.

Mascarilla de yogur

Mezcla en un recipiente una cucharada de algas verdes y medio yogur natural. Esta mezcla remineralizante y equilibrante dejará tu piel nutrida y revitalizada.

Mascarilla de agar-agar

El *agar-agar* es un derivado de las algas *gelidium*. Se utiliza en dietas de control de peso, ya que no aporta calorías superfluas y crea sensación de saciedad. Además, tiene una ligera acción laxante. Es utilizado en la formulación de numerosos cosméticos como: geles faciales, anticelulíticos y gominas para el cabello.

Este alga gelificante y estabilizante tiene innumerables usos cosméticos y alimenticios. Está presente en montones de alimentos cotidianos y, sin embargo, su nombre aún nos suena a «chino». Pon en un recipiente 10 gramos de agar-agar en polvo y seis cucharadas de zumo de mandarina recién exprimido. Ponlo a calentar y espera unos minutos a que alga se disuelva en el zumo. Cuando esté a temperatura ambiente puedes aplicarlo sobre tu piel.

Mascarilla de algas rojas

Mezcla en un recipiente una cucharada de algas rojas y añade tres cucharadas de leche de almendras. Aplica una capa uniforme sobre tu piel y deja su secar durante 10 minutos.

El fitoplancton está formado por algas microscópicas, buenas productoras de sustancias antioxidantes como la *Tetraselmis suecica* y por ello se viene utilizando en diversos tratamientos.

Los fangos del mar de Tetis se incorporan a algunos cosméticos por su alta concentración de activos remineralizantes. Hace 100 millones de años la península ibérica era una isla separada y rodeada por el mar de Tetis. Posteriormente, esta se unió al continente y se formó con el agua del mar un lago interior que más tarde se secó dejando en la superficie una capa salina. Por un proceso geológico se hundieron los restos salinos del mar de Tetis, pero increíblemente existen algunos puntos donde aún puede recogerse algunos de estos fangos ricos en oligoelementos y magníficos para el cuidado de la piel.

Capítulo 7

DEL TRÓPICO A NUESTRO NECESER FRUTICOSMÉTICA TROPICAL...

La esplendorosa vegetación que crece en los trópicos nos seduce con sus vivos colores, peculiar aroma, exóticas formas y el delicioso sabor de sus frutas. Un atractivo aspecto exterior que esconde un sin fin de vitaminas y sales minerales capaces de mejorar nuestra belleza. La industria cosmética recupera tradiciones de culturas lejanas e incluye frutas y flores tropicales en sus innovadoras fórmulas. Nosotros podemos utilizarlas en nuestras formulaciones naturales. Piña, coco, aguacate, mango, maracuyá, noni, guaraná, flor de thiare, guayaba o lichi son algunas de ellas.

La piña

La piña es originaria de Sudamérica, concretamente de la región de Paraná, que se encuentra entre Brasil, Paraguay y Argentina. Los nativos la conocen como *ananá*, que en su lengua significa 'fruta excelente'. Es rica en vitamina A, C, B1 y B2, fósforo, calcio, hierro, ácido cítrico, yodo, potasio, fructosa y fibra. Además de su exquisito sabor, es digestiva, refrescante, laxante, diurética y depurativa. Sin apenas calorías, su zumo crea sensación de saciedad, por ello es ideal para consumir en dietas adelgazantes. Ayuda a diluir lípidos y combate la celulitis. Su vitamina C aporta hidratación y luminosidad a la piel, además de ser un excelente antienvejecimiento. El agua que se obtiene de cocer su capa exterior se utiliza como tónico para mejorar problemas de acné. Su pulpa triturada es excelente para borrar algunos tipos de manchas.

Mascarilla de piña

Aprovecha el día que en tu casa pongas de postre piña natural. Resérvate una rodajita, lícuala y cuélala. Mezcla dos cucharadas soperas de harina de soja con una de zumo de piña. Añade tres gotas de aceite de almendras dulces y remueve. Has de conseguir una pasta lo suficientemente fluida como para poder aplicártela sobre el rostro, cuello y escote. En el caso de que el cosmético te quede muy espeso, añade unas gotitas más de zumo de piña, hasta que consigas la textura que más cómoda te resulte a la hora de su aplicación. Puedes utilizarla una vez por semana. Deberás aplicártela siempre acto seguido de su elaboración. Esta mascarilla es válida para todo tipo de pieles.

El coco

Ha sido utilizado por numerosas culturas para cuidar la piel y el cabello. Ayuda a retener la humedad, suaviza, nutre y ejerce una acción protectora frente a las agresiones externas. El agua que contiene atenúa las arrugas y las imperfecciones cutáneas. Su aceite está recomendado para pieles secas e irritadas e, incluso, para las más sensibles. Deja la piel suave, sedosa, tersa y elástica. Puede aplicarse como mascarilla capilar sobre cabellos castigados, secos, ásperos y a falta de brillo. Como mascarilla para pieles secas puedes mezclar una cucharada de coco triturado con otra de yogur natural y añadir diez gotas de aceite de almendras.

El aguacate

Es un árbol originario de América. Su nombre procede del azteca *Ahua guata*. El aceite que se extrae de la pulpa es rico en vitaminas A, B, C, D, E, H, K, PP y sales minerales. Contiene hasta un 30 % de grasa insaturada, o lo que es lo mismo, grasa vegetal sin colesterol. Es un alimento antiestrés ideal para personas nerviosas. Nutre, tonifica, suaviza y regenera la epidermis. Es un eficaz rejuvenecedor para pieles ásperas, desnutridas y secas. Puedes elaborar una sencilla mascarilla mezclando dos cucharadas de yogur natural con otras dos de aguacate maduro.

Mascarilla verde

Especialmente destinada a aquellas pieles que necesiten relanzar su vitalidad, ya que proporciona a las arrugas existentes una apariencia menos profunda. Es una mascarilla muy apropiada para después del verano. Haz una pasta de aguacate. Añádele dos cucharaditas de zumo de limón y una de miel que no sea muy espesa. ¡Así de sencillo! y lista para utilizar.

Mascarilla de aguacate y limón

Pon en un recipiente medio aguacate pelado preferentemente maduro, la clara de un huevo y una cucharadita de zumo de limón natural. Mézclalo todo perfectamente con ayuda de una batidora y estará listo para utilizar. Mantenla aplicada durante aproximadamente 15 minutos. Puedes usarla para restablecer y equilibrar el pH de la piel, refresca, nutre y cierra los poros.

El guaraná

Es el fruto de un arbusto originario de la Amazonia. Es estimulante físico y psíquico. Ayuda a reducir la sensación de hambre, mejora trastornos gastrointestinales, disminuye los síntomas premenstruales, es depurativo, diurético, e incluso, se le atribuyen propiedades afrodisíacas. Antioxidante, suaviza y mejora de forma visible la piel y el cabello. Se recomienda en tratamientos adelgazantes. Puedes elaborar una mascarilla anticelulítica mezclando una cucharada de polvo de guaraná con dos de arcilla. Añade infusión concentrada de cola de caballo hasta conseguir un preparado lo suficientemente fluido como para poder aplicarlo cómodamente.

El noni

Es el fruto de un arbusto que crece en Tahití. Etimológicamente significa 'regalo de los dioses'. De aspecto y color similar a una pera es muy apreciado por los pueblos del Pacífico Sur, Nueva Zelanda, Australia y Malasia, debido a sus múltiples virtudes medicinales. Durante siglos se ha utilizado para hidratar y nutrir la piel. Posee propiedades antioxidantes, por lo que es un excelente rejuvenecedor que, además, mejora la elasticidad. Su alto contenido en cafeína ayuda a luchar contra la celulitis. Puedes preparar una mascarilla mezclando dos cucharadas soperas de arcilla blanca con 5 ml de zumo de noni. Añade agua de rosas hasta obtener un preparado lo suficientemente denso como para poder aplicar fácilmente. Aportará a tu piel descanso, sensación de bienestar y frescura. Otra combinación es mezclar en un recipiente un par de cucharadas de zumo de noni y una de zumo de naranja recién exprimido. Añade la cantidad suficiente de harina de maíz, preferentemente de origen orgánico. En el momento que obtengas la textura apropiada, aplica sobre tu piel, que quedará suave como la seda.

La guayaba

La guayaba es originaria de la franja tropical del continente americano, desde México hasta Brasil. Algunas variedades poseen cinco veces más vitamina C que la naranja. Contiene: mucílagos, pectinas, potasio, calcio, hierro, fósforo y vitaminas A y B. Tiene propiedades remineralizantes y tonificantes. Se aconseja en situaciones de agotamiento físico, desnutrición y estrés. La vitamina C es importante en la síntesis del colágeno y estimula la producción de elastina, mejorando la flexibilidad de la piel. Aplicada localmente neutraliza los radicales libres responsables del envejecimiento prematuro. Puedes preparar una mascarilla hidratante, nutritiva y tonificante con guayaba, mango, papaya y miel. Tritura un trozo de cada fruta y añade una cuchara de miel. Mantén la mezcla aplicada sobre tu rostro durante veinte minutos. Tu piel recobrará su luminosidad y quedará suave y elástica.

La papaya

La papaya es originaria de Sudamérica. De piel verde amarillenta y pulpa anaranjada posee un elevado contenido en vitamina A y C. Es digestiva y ayuda a disolver las grasas acumuladas. Esta fruta tiene propiedades exfoliantes y combate el estrés oxidativo que provocan las exposiciones solares. Puedes preparar una mascarilla mezclando un trozo de esta fruta con veinte gotas de aceite de almendras y una cucharada de yogur. La piel queda tersa y libre de células muertas.

Mascarilla de papaya

Muy propia para pieles con problemas de acné. También se utiliza como revitalizante y reafirmante en casos de flacidez. Es ideal para papadas desprendidas. Procura que el ejemplar de papaya que utilices este bien madurito. Tritura la pulpa de esta fruta tropical y póntela sobre el cutis durante 25 minutos. Aprovecha para estar relajada en el sofá, será la única forma de que este cosmético casero se mantenga sobre tu rostro. Recuerda que los efectos de cualquier mascarilla se ven acrecentados cuando van unidos al relax.

El lichi

Es originario de las tierras bajas de las provincias de Kwangtung y Fukien, ubicadas en el sur de China. Su forma redondeada, de unos tres centímetros de diámetro y cubierta por una corteza rugosa de color rosado, hace que se asemeje al fruto del madroño. Su delicada fragancia se utiliza como nota de salida en diversos perfumes. Gracias a sus fitoactivos nutre e hidrata la piel en profundidad.

La «fruta de la pasión» o maracuyá

Es originaria de Centroamérica. Su pulpa anaranjada tiene un sabor dulce y refrescante. Su aroma exótico despierta los sentidos. Rica en vitamina A y C se recomienda para combatir el estrés. Su alto contenido de fibra le confiere propiedades laxantes. Ejerce un efecto saciante que ayuda en las dietas para perder peso. Es antioxidante, suaviza y nutre la piel. También tiene efecto desodorante.

El mango o melocotón de los trópicos

Se cree que es originario del noroeste de la India y de las laderas del Himalaya, aunque en la actualidad su mayor exportador es México. De forma ovoide, con un hueso central grande, su pulpa carnosa de color anaranjado es muy sabrosa. La vitamina C que contiene interviene en la formación de colágeno y resulta un excelente hidratante para pieles secas. El betacaroteno ayuda a mejorar el bronceado. Su vitamina A es esencial para el buen estado de la piel, el cabello y las uñas. Ambas vitaminas cumplen una función antioxidante. El potasio interviene en el equilibrio hídrico de las células. El mango es excelente para cuidar los cabellos secos y estropeados. La siguiente mascarilla capilar es ideal para aplicarla tras las exposiciones solares. Tritura medio mango junto con dos cucharadas de nata. Mantén aplicado esta mezcla sobre tu cabello durante veinte minutos. Una ligera champunada finalizará el tratamiento.

La manteca de karité

Se obtiene por prensado de la nuez procedente del llamado árbol mantequero que suele crecer salvaje en la sabana africana. Muy rica en vitaminas A y E tiene una acción regenerante, suavizante, protectora, nutritiva e hidratante sobre el tejido cutáneo. Aporta una gran protección contra las agresiones externas. Es ideal como reparadora después de las exposiciones solares. Activa la regeneración de la piel, evita la formación de estrías y es excelente para cuidar los labios resecos.

El ylang-ylang

Es un árbol del sureste asiático. Su nombre significa flor de flores. De sus pétalos, de aroma delicado, se extrae por destilación su esencia. Se utiliza para el cuidado de las pieles secas, las uñas quebradizas y los cabellos ásperos y castigados. Es un buen sedante, por ello, su aceite esencial se usa para masajes. Ayuda a liberar las tensiones y la ansiedad acumulada.

El bambú

Es originario de Asia, África y Oceanía. Es una planta muy antigua que ha inspirado infinidad de leyendas y mitos. Por su dureza y flexibilidad se la denomina 'el acero vegetal'. La caña de bambú micronizada permite exfoliar la piel sin dañarla. Por su contenido en magnesio es un excelente regenerador de los tejidos y favorece el intercambio celular.

El tepexzcohuite

Denominado 'árbol de la piel' en la cultura maya, crece en el estado mexicano de Chiapas. Tiene propiedades regeneradoras, antisépticas, analgésicas y cicatrizantes. Es apropiado para aplicar sobre marcas de acné y quemaduras leves.

La uncaria o uña de gato

Es una especie de liana de aproximadamente treinta metros de largo que crece en la selva amazónica, entre los seiscientos y mil metros de altitud. Los indígenas peruanos la conocen desde hace siglos y era considerada como una planta mágica por sus propiedades curativas. En la actualidad la siguen utilizando en tratamientos de tumores, cáncer, problemas digestivos, artritis e infecciones. Es un rejuvenecedor cutáneo de efecto antirradicales que, además, desintoxica el organismo y ayuda a mejorar los problemas de acné.

La flor de thiare

Es el símbolo de la Polinesia francesa. Con ella se elabora el *monoï*, que en tahitiano significa 'aceite perfumado'. Se trata de una maceración de las flores de *Gardenia tahitensis* en aceite de coco. Ha sido empleado por las mujeres tahitianas durante siglos para cuidar su piel y su cabello. Tiene propiedades emolientes, hidratantes, nutritivas, calmantes, suavizantes y tonificantes, además de aumentar la elasticidad de la piel. Aplicado después de las exposiciones solares calma y refresca, además de ayudar a prolongar el bronceado. Reaviva los cabellos castigados proporcionándoles un brillo especial. Es un aceite ideal para masaje.

Mascarilla pieles sensibles
El banano es una planta perenne que crece en zonas cálidas como las islas Canarias, el Caribe y el sureste de Asia. Personalmente y haciendo patria prefiero el plátano de Canarias. Esta mascarilla es apta para todo tipo de pieles, incluso las más sensibles. Tritura un plátano muy maduro y añádele una cucharadita de miel. Si tu piel es excesivamente seca, añade diez gotas de aceite de almendras.

Mascarilla de plátano y aguacate
El plátano es rico en vitamina A y en potasio, por ello es muy utilizado en la elaboración de recetas caseras de leches limpiadoras, cremas y mascarillas. El aguacate es utilizado desde hace más de cuatrocientos años por el hombre. Las féminas mexicanas lo utilizan para su belleza desde hace infinidad de tiempo, a través de recetas que pasan de madres a hijas. Este fruto podemos encontrarlo durante todo el año

en fruterías y tiendas de alimentación. También se comercializa el aceite de aguacate que se puede conseguir en herbolarios y centros especializados. Está integrado en fórmulas para mejorar el estado de cabellos ásperos y deteriorados. La unión del plátano y del aguacate hace de esta mascarilla una cura nutritiva ideal para pieles normales y secas, incluso las más sensibles. La combinación de vitaminas A, B, C y E harán que tu piel quede suave como la seda y enormemente vitalizada. También posee efectos elastizantes.

Coloca en un recipiente medio plátano y medio aguacate que estén maduros. Tritúralos y aplica el resultado sobre tu piel. Si la mezcla te ha quedado excesivamente espesa prueba a añadirle unas gotas de leche entera. Mantenlo sobre tu piel al menos durante 20 minutos. Tras retirarla con agua notarás cómo tu piel ha tomado un aspecto más suave, firme y elástico, en definitiva, un aspecto más joven. Su uso periódico y continuado mantiene la piel durante más tiempo vital y jovial.

Mascarilla de papaya

La papaya contiene una enzima llamada papaína. Esta mascarilla actúa como hidratante y rejuvenecedora. Para hacerla necesitas un trozo de papaya madura y una cucharada pequeña de avena molida. Pela y tritura la papaya junto con la cucharadita de avena. Aplica la mascarilla sobre tu rostro y deja actuar durante 20 minutos para que tu piel pueda absorber todos los nutrientes.

El aceite de argán

Se extrae de la pepita del fruto de un árbol llamado *Argania espinosa*, que crece principalmente en Marruecos. Su uso es habitual entre las mujeres bereberes. La virtud más apreciada es su capacidad de frenar la degeneración de los tejidos, por lo que es ingrediente de muchas fórmulas antienvejecimiento. También se usa como protector solar.

Mascarilla de tepexzcohuite

El tepexzcohuite o árbol de la piel dentro de la cultura maya, crece en el estado mexicano de Chiapas. Tiene propiedades regeneradoras, antisépticas, analgésicas y cicatrizantes. Es apropiado para aplicar sobre cicatrices, marcas de acné, e incluso, quemaduras. Su aceite resulta extraordinario por su gran poder hidratante y reparador. Contiene bioflavonoides que estimulan la microcirculación periférica. Mezcla en un recipiente dos cucharadas soperas de gel de aloe vera con veinte gotas de este aceite que podrás encontrar en herbolarios.

Mascarilla de flor de Jamaica

Esta mascarilla es un potente antiarrugas que se puede aplicar dos veces por semana. Perfecta para después de la exposición solar. Pon a calentar dos puñados de flor de Jamaica con dos cucharadas de agua, junto con cuatro cucharadas de leche y una cucharada de aceite de oliva orgánico. Hierve durante seis minutos, tritura el resultado y aplica sobre tu piel durante 15 minutos.

Mascarilla de dátil

Pon en un recipiente dos cucharadas de bayas de goji y seis dátiles sin hueso. Tritura ambos ingredientes con cuatro cucharadas de zumo natural de naranja. Aplica el preparado y mantenlo sobre tu rostro durante 15 minutos. Esta mascarilla tiene efecto nutritivo, rejuvenecedor y está indicada para pieles secas.

Mascarilla de semillas

Hay muchas mascarillas elaboradas con pulpa de papaya, sin embargo, la que os propongo a continuación está hecha con las semillas de la papaya. Este preparado concentra nutrientes como la papaína, vitamina A, vitamina C, tiamina, riboflavina ideales para tener una piel y un pelo en perfectas condiciones. Tritura semillas de papaya hasta lograr una textura arenosa añade una cucharada de aceite de girasol. Masajea suavemente tu piel para ayudar a eliminar las células muertas. Posteriormente aplica sobre tu rostro un puré realizado con un trozo de piña sin piel. Déjalo actuar durante cinco minutos y procede a eliminar con abundante agua.

Mascarilla de café verde

El *Svetol* que se extrae del café sin tostar es excelente para el cuidado de la piel. Puede encontrarse fácilmente en cápsulas ya que se usa en dietas de control de peso por su ácido clorogénico capaz de reducir la sensación de hambre y saciar el apetito. Contiene polifenoles que ayudan a combatir el envejecimiento y a frenar los efectos negativos de los radicales libres. Prueba esta mascarilla ideal para pieles grasas. Has de poner en un recipiente una cucharada sopera de arcilla verde y el interior de cuatro cápsulas de café verde. Añade zumo de naranja recién exprimido hasta conseguir una pasta lo suficientemente fluida como para poder aplicar sobre tu piel. Aplica esta mascarilla una vez por semana.

Mascarilla de quinoa

La quinoa es uno de los alimentos más importantes de la cordillera Andina. Pertenece a la familia de las espinacas pero a menudo es considerada como un cereal. Rica en proteínas y grasas saturadas, ácido omega 6 y omega 3. Hierve una cucharada de quinoa en un poco de leche. Mezcla hasta que se forme una pasta y cuando se haya enfriado aplica por toda la cara. Deja actuar 15 minutos. Tu piel quedará más luminosa y suave.

Mascarilla de sandía

Mezcla una cucharada de zumo de sandía con una cucharada sopera de aguacate maduro. Esta mezcla rica en vitaminas y antioxidantes será un cóctel maravilloso para tu piel. Repara e hidrata todo tipo de pieles.

Mascarilla de bayas de goji

De efecto antioxidante y rejuvenecedor. Pon a hervir un puñado de quinoa con leche entera. Por otro lado deja unas bayas de goji a remojo durante toda una noche en agua para que se rehidraten. Mezcla dos cucharadas soperas de quinoa con las bayas de goji hidratadas. Tritura hasta que quede un preparado lo suficientemente espeso como para aplicarlo sobre tu piel. Trascurridos 15 minutos retira con abundante agua.

Capítulo 8

BELLEZA CON ALOE VERA

Al aloe vera se le conocen muchas aplicaciones cosméticas. La historia nos cuenta que ya Alejandro Magno, Marco Polo, e incluso, los egipcios le utilizaban. Pinturas de esta planta en paredes de tumbas faraónicas certifican su uso. Sus aplicaciones con fines terapéuticos y cosmetológicos se remontan a más de cuatro mil años de antigüedad. Es una planta esencial en la botánica sagrada de numerosas culturas como la hebrea, maya y oriental. Originaria de África posee gran presencia en el arco mediterráneo y en las islas Canarias. En Andalucía existen plantaciones cuya génesis data de la época de los árabes y la bonanza del clima del archipiélago canario y la particularidad de su tierra volcánica confieren a su aloe unas características especiales. Crece en climas tropicales, sin embargo, es de fácil cultivo en el hogar si se mantiene en el interior durante las épocas invernales.

Esta planta carnosa presenta apariencia de cactus, aunque realmente es una liliácea, familia de la cebolla. Su pulpa contiene aminoácidos, minerales, vitaminas B, C y E, ácido fólico, antroquinonas, lignina y saponinas. Es considerada una panacea para el organismo. Diferentes investigadores afirman que incrementa la función del sistema inmunológico, posee efecto antiinflamatorio, ayuda a digerir los alimentos, acelera el proceso de cicatrización, e incluso, se le atribuye propiedades antitumorales. No es aconsejable su ingesta durante el embarazo y la lactancia, ya que su acción depurativa y laxante puede producir riesgo de aborto y diarrea en el bebé.

En su pulpa se encuentran dieciocho aminoácidos, calcio, hierro, magnesio, fósforo, silicio, cloro y potasio. Así como vitamina A, C, B1, B2, B6, B12. Es una panacea para la piel y el organismo. Alivia quemaduras, ayuda a eliminar cicatrices, lucha contra el acné y las manchas, mejora las estrías, es un eficaz antiarrugas y mantiene el grado óptimo de hidratación. Muchas personas la han integrado como complemento alimenticio. Se ingiere la pulpa de la hoja, es decir, la parte carnosa del interior. El gel de aloe posee propiedades depurativas, desintoxicantes, regeneradoras e hidratantes. El zumo de esta planta ayuda a eliminar los residuos metabólicos mejorando el estado natural del organismo. Regenera los tejidos, reduce la actividad bacteriana, tiene efecto antienvejecimiento y estimula la síntesis de la elastina y del colágeno, por lo que usado con regularidad ralentiza la aparición de arrugas

Sus excelentes propiedades para el cuidado de la piel hacen que sean innumerables los laboratorios cosméticos que lo integran en sus formulaciones. Es un aliado magnifico durante la estación estival, ya que calma y refresca el enrojecimiento producido por la exposición solar y filtra los rayos UVA. Alivia picaduras de insectos, ayuda a reducir cicatrices, acné y manchas. Mejora eczemas y psoriasis, y con su uso continuado las estrías se disimulan. Su composición acelera la producción de nuevas células, por lo que es considerado un magnifico regenerador cutáneo. Los mucílagos que contiene poseen gran capacidad para retener agua, por ello es eficaz en el tratamiento de pieles deshidratadas y desvitalizadas. Equilibra la dermis después de la depilación y el afeitado. Nutre el cabello y contribuye a eliminar la caspa. Se utiliza como fijador y acondicionador, aportando suavidad, fortaleza y flexibilidad. Puede aplicarse sobre todo tipo de piel, aunque por su efecto astringente es ideal para el cutis graso, ya que hidrata sin engrasar. Penetra rápida y profundamente.

Hazte con una planta de aloe vera. La podrás cultivar, incluso, en el alféizar de cualquier ventana si es que no dispones de jardín o huerto. Su cultivo es muy sencillo y apenas necesita cuidados, incluso hasta el jardinero más bisoño es capaz de mantenerla durante mucho tiempo. Requiere sol y poco riego. Sus peores enemigos son el exceso de agua y el frío por debajo de 0 ºC. Es muy resistente a la plagas. Para su cultivo en maceta es mejor elegir un recipiente de barro que de plástico. Una mezcla al 50 % de turba y tierra de jardín, sobre un drenaje de dos dedos de grava, conforman el lecho apropiado para su cultivo. La planta debe estar siempre situada en lugar soleado y cálido. En el invierno ha de protegerse del frío. Se reproduce mediante pequeñas plantitas que brotan alrededor. Esta liliácea reúne todas sus cualidades terapéuticas a partir de los tres años de vida. Una técnica de producción biológica, carente de abonos químicos, plaguicidas, fertilizantes de síntesis, hormonas de crecimiento y pesticidas ofrece plantas con mayor cantidad de nutrientes, vitaminas y minerales. Podrás utilizarla para mejorar el estado de tu piel, siempre que quieras. Extraer su gel es muy sencillo, tan sólo tienes que cortar la hoja de aloe por la parte más cercana al tronco. Corta con un cuchillo por los laterales espinosos de la hoja, algo así como si fueras a filetear un pescado, y con una cuchara raspa todo el interior de gel transparente y viscoso.

Cuando sea grande la sábila, como también se la denomina, te servirá como alimento. Son muchas las personas que la han integrado dentro de su alimentación. Sólo se ingiere la pulpa de la hoja, es decir, la parte carnosa del interior. Su sabor se me asemeja al de las uvas blancas. Las hojas frescas se pueden conservar dentro del frigorífico.

El aloe vera es un ingrediente esencial en la elaboración de cosmética natural. Si te interesa hacerte con un ejemplar, su nombre botánico es *Aloe barbadenisis*. Puedes aplicártela directamente sobre la piel y utilizarla para elaborar tu propia cosmética natural. De forma sencilla y rápida se puede obtener una excelente mascarilla mezclando dos cucharaditas de aloe, una de miel fluida y otra de caolín. Transcurridos veinte minutos de la aplicación debe de eliminarse con agua. Tras una exposición solar puede aplicarse un preparado hidratante y nutritivo, fusionando tres cucharaditas de aceite de melocotón, dos de aloe y seis gotas de aceite esencial de lavanda. Las propiedades del aloe regeneran y alivian la irritación provocada por el sol, y los principios activos de la lavanda refrescan. Nunca ha de utilizarse sobre una piel con síntomas evidentes de quemaduras.

No distingo si es por cariño o por su calidad, pero suelo utilizar aloe vera *Las Coronas* para mis formulaciones. Una empresa ubicada en la localidad sevillana de Carmona que cuida y trata el aloe con mimo. Una seleccionada producción ecológica con la que obtienen una excelsa calidad, ideal tanto para el cuidado de la belleza como para la alimentación. Esta marca fue pionera en envasar taquitos frescos de aloe vera cortados y listos para utilizar en cualquier receta de cocina, zumo natural o mascarilla. Las propiedades de este aloe son extraordinarias. Esta certificado por el CAAE y tienen el sello vegano de la unión vegetariana europea.

Para pieles secas y castigadas es apropiada la mascarilla de frutas. Se obtiene mezclando medio melocotón, una rodaja de kiwi, una cucharada de aguacate maduro y una cucharada sopera de aloe. El aloe permite que los nutrientes de las frutas se asimilen al máximo. Combinando su gel con agua de rosas se obtiene un excelente tónico para pieles secas y castigadas por los agentes externos.

Mascarilla de aloe

La mascarilla limpiadora de aloe aporta a la piel desinfección y máxima higiene natural. Tiene efecto tensor, hidratante, nutritivo y antiarrugas. Vierte en un recipiente dos cucharadas soperas de aloe. Puedes extraerlo del interior de las hojas o adquirirlo procesado. Añade una cucharada, tamaño café, de aceite de almendras y agrega diez gotas de extracto de caléndula. Remueve y aplica sobre el rostro masajeando suavemente. Trascurridos cinco minutos retira con abundante agua.

Mascarilla de levadura de cerveza

La levadura de cerveza era utilizada por los griegos y los romanos, ya que muchas personas todavía la consideran como algo novedoso. Es rica en minerales, vitaminas y proteínas, por lo que es muy utilizada como complemento en dietas. Además de los notables efectos beneficiosos que ocasiona su ingesta para el organismo, también mejora el estado de la piel, el cabello, las uñas y los dientes. Se comercializa en escamas, cápsulas y pastillas. Puedes encontrarla fácilmente en herbolarios y tiendas de dietética, aunque se empieza a ver habitualmente en supermercados y grandes superficies.

Introduce en un recipiente especial para batidora los siguientes ingredientes: dos cucharadas soperas de levadura de cerveza, una clara de huevo y el gel interior de media hoja de aloe vera, o en su lugar, dos cucharadas soperas de jugo de la también conocida como sábila. Mézclalo y aplícatelo inmediatamente. Relájate y elimina transcurridos 35 minutos. Es un preparado revitalizante, de propiedades antioxidantes que ralentizan la acción de los radicales libres. Suaviza la piel y aumenta su tersura.

Mascarilla con té *matcha*

Mezcla una cucharada sopera de gel de aloe vera de producción ecológica con una cucharadita de te *matcha* en polvo a la que añadirás 6 gotas de aceite de sésamo. Deja actuar sobre tu rostro durante 20 minutos. Tu piel quedará revivificada, hidratada y suave como la seda.

Mascarilla de mandarina

Esta fruta mediterránea, rica en vitamina C, tiene múltiples propiedades para la belleza. La siguiente mascarilla hidrata y rejuvenece la piel. Mezcla en un recipiente tres higos negros y una mandarina, ambos previamente pelados. Añade dos cucharadas de gel de aloe vera. Las semillas del higo tienen efecto exfoliante y te ayudarán a eliminar las células muertas, y así facilitar una correcta oxigenación cutánea. Aplica con movimientos suaves y giratorios. Espera 5 minutos y posteriormente extiende una segunda capa. Deja actuar sobre tu piel durante, al menos, 10 minutos.

Mascarilla de huevo

Con esta mascarilla conseguirás regular el exceso de grasa y aportar brillo y suavidad a tu piel. Mezcla la yema de un huevo y un trozo de aloe vera sin cáscara, y aplica el resultado sobre tu rostro. Si quieres también puedes utilizar este preparado para el cuidado de tu cabello. Para ello, utiliza el huevo entero aprovechando también la clara.

Mascarilla de aloe vera y quinoa

Pon en un recipiente dos cucharadas de quinoa previamente cocido con dos cucharadas soperas de gel de aloe recién extraído de la planta. Mezcla estos dos ingredientes y aplica sobre tu piel durante 10 minutos.

Mascarilla de nata

Hay quien la conoce como la mascarilla del bótox natural. Añade en un recipiente una cucharada sopera de harina de maíz, cuatro cucharadas soperas de gel de aloe vera BIO, el zumo de una zanahoria, una cucharada de zumo de naranja recién exprimido y una cucharada sopera de nata. Su efecto permite que la piel quede nutrida, suave y tersa.

Mascarilla de cúrcuma

Para realizar esta mascarilla necesitarás dos cucharadas de gel de aloe vera recién extraído de una hoja y una cucharadita pequeñita de cúrcuma, aproximadamente de unos cinco gramos. Debes añadir una cucharada pequeña de miel y dos cucharadas de leche entera. Incorpora todos los ingredientes a un vaso de batidora hasta obtener una mixtura cremosa. Aplica sobre la piel limpia y mantén durante 10 minutos.

Mascarilla con mango

Pon un recipiente dos cucharadas de aloe vera, una rodaja de mango y diez gotas de zumo de limón recién exprimido. Mezcla todos los ingredientes en una batidora. Aplica sobre tu rostro durante 30 minutos.

Mascarilla de azafrán

Los glicanos son un biopolímero abundante en la naturaleza. El más conocido y accesible se encuentra en el azafrán, una especia que viene utilizándose con fines cosméticos desde tiempos remotos. Varios estudios científicos han demostrado que las propiedades del azafrán son excelentes para disfrutar de una piel radiante y sin arrugas. En concreto, es el pistilo de esta flor el que contiene todas estas propiedades maravillosas, debido a su elevada concentración de glicanos. Se sabe que actúan en la comunicación celular, influyen en el metabolismo y forman parte de la arquitectura cutánea. Esta información traspasada al laboratorio se convierte en el secreto de la eterna juventud. Digamos que los glicanos son capaces de trasmitir a las células mensajes de regeneración, que a su vez generan una comunicación intercelular. Mezcla en un recipiente dos cucharadas de gel de aloe recién exprimido con unos cuantos pistilos de flor de azafrán.

Mascarilla de miel

Utiliza dos cucharadas de gel de aloe vera ecológico a la cuales añadirás una cucharada tamaño postre de miel fluida. Pasados 20 minutos enjuaga con agua fría.

Mascarilla de *reishi*

Mezcla en un recipiente medio pepino, una cucharada de aloe y el contenido de una cápsula de *reishi*. Se trata de una mascarilla rejuvenecedora y vitalizante.

Mascarilla de pepino

Utiliza dos cucharadas soperas de aloe vera y añádele medio pepino troceado, cuatro cucharadas de yogur natural y unas gotas de aceite de sésamo. Mezcla bien todos los ingredientes con una batidora y deja actuar sobre tu piel durante 5 o 10 minutos.

Mascarilla de vino tinto

Mezcla en un recipiente dos cucharadas soperas de gel de aloe vera natural, dos cucharadas de vino tinto y una cucharadita pequeña de miel. Aplica y mantén sobre tu rostro durante 10 minutos. A continuación, elimina con agua. Resulta perfecta para rejuvenecer y vitalizar el rostro. La acción antioxidante de los polifenoles del vino es excelente contra la aparición y formación de radicales libres. Previene el envejecimiento cutáneo, proporciona elasticidad y firmeza a la piel.

Mascarilla de vitamina E

Especial para pieles secas y con arrugas. Pon en un recipiente el aceite de seis cápsulas de vitamina E, una cucharada sopera de gel de aloe, dos cucharadas de leche de coco, una cucharada de aceite de jojoba y una onza de chocolate negro. Derrite el chocolate antes de echarlo al preparado. Aplica la mascarilla y deja actuar durante media hora.

Mascarilla de aloe para el cabello

Mezcla en un recipiente un huevo, 10 gotas de aceite de romero, una cucharada de aceite de coco y una cucharada de aloe vera ecológico. Aplica la mixtura sobre el cabello húmedo y envuelve con una toalla durante media hora. Posteriormente lava tu pelo y acondiciónalo como de costumbre.

Mascarilla de té verde

Perfecta para cuidar la piel grasa. Prepara un té verde. Espera a que se enfríe y añade tres cucharadas de harina de arroz y el suficiente té como para obtener una crema homogénea que puedas aplicarte. Añade dos cucharadas de pulpa de aloe y tritura hasta obtener una crema fluida. Aplica y mantén sobre tu piel un mínimo de 10 minutos.

Mascarilla de requesón

Para su elaboración necesitarás tres cucharadas de gel de aloe vera, dos cucharadas de requesón, aproximadamente unos cuarenta gramos, dos dátiles, un cuarto de pepino y diez gotas de zumo de limón recién exprimido. Después de preparada la mascarilla en una batidora aplica sobre tu rostro y deja surtir su efecto rejuvenecedor durante 30 minutos.

Mascarilla de uva

Aunque el uso cosmético de la uva se remonta al siglo XVII, estudios recientes afirman que esta fruta consigue mantener el equilibrio de la piel, ya que aporta agentes hidratantes, vitalizantes, energetizante y regeneradores. En sus pepitas se encuentra un aceite rico en ácidos grasos esenciales, con propiedades suavizantes e hidratantes, cuya misión es reforzar la protección de la barrera cutánea, bloqueando así la producción de radicales libres. Puedes preparar una mascarilla combinando una cucharada de gel de aloe vera, otra de harina de arroz, diez uvas blancas previamente peladas y seis gotas de aceite de almendras. La harina de arroz puedes adquirirla en herbolarios y tiendas de alimentación de productos orientales. Las proteínas de esta gramínea tienen efecto nutritivo, regenerante, revitalizante y protector frente a los agentes externos. Otra posibilidad para elaborar una mascarilla rejuvenecedora es triturar y mezclar medio plátano con dos cucharaditas de harina de arroz y un huevo.

Mascarilla de aguacate

Puedes obtener una mascarilla rejuvenecedora si viertes en un recipiente una cucharada sopera de aguacate, dos cucharadas de gel de aloe y treinta gotas de aceite de germen de trigo.

Mascarilla de avena

Utiliza dos cucharadas de gel puro de aloe vera que tú mismo puedes extraer fácilmente de la hoja, un cuarto de pepino y dos cucharadas de avena en polvo. Aplica este producto con suaves masajes circulares que te ayudarán a eliminar las células muertas de la piel. Deja reposar durante 10 minutos para que surta efecto y elimina con abundante agua.

Mascarilla de árbol de té

El siguiente preparado es perfecto para utilizar sobre pieles con manchas cutáneas. El origen de su uso se debe a la tribu de los Bundjalung, habitantes del norte de Nueva Gales del Sur (Australia).

En el año 1770 el capitán James Cook arribó a las costas de este país, donde descubrió un peculiar árbol con hojas muy pegajosas que utilizaban los nativos con fines terapéuticos. Es excelente para el cuidado de la piel y el cabello y, por supuesto, muy eficaz para el cuidado de las manos. Por ello, forma parte de infinidad de fórmulas de cosmética natural. Se recomienda en pieles extremadamente secas, erupciones, dermatitis, psoriasis, alergias, manchas cutáneas, acné… Mezcla en un recipiente dos cucharadas de gel natural de aloe con tres gotas de aceite de árbol de té.

Mascarilla de marihuana

Mezcla en un recipiente dos cucharadas soperas de gel de aloe vera, preferiblemente extraído por ti misma de la planta. Pon el aloe vera junto a una hoja fresca de marihuana y una loncha de kiwi previamente pelada. Mézclalo todo bien y aplica sobre la piel.

Exfoliante de menta

Ideal para todo el cuerpo. Recoge unos cuantos tallos de menta fresca y tritúralos en la batidora junto a dos o tres cucharadas soperas de azúcar de caña y un trozo de seis centímetros de hoja de aloe. Masajea todo tu cuerpo con este preparado. Elimina las células muertas, aporta frescor, activa la circulación sanguínea y tiene efecto anticelulítico. Puedes utilizar en lugar de menta, romero, flor de lavanda o pétalos de rosa.

Mascarilla de pomelo

El pomelo es rico en ácidos frutales naturales y posee efectos astringentes y tonificantes. Mezcla en un recipiente dos cucharadas de jugo de aloe vera ecológico, una cucharada de zumo fresco de pomelo y una cucharadita y media de caolín. Aplica durante 10 minutos.

Capítulo 9

SUPERALIMENTOS: ALIMENTA TU PIEL

Nuestro estilo de vida actual, las dietas desequilibradas, el exceso de trabajo, el estrés y la falta de descanso son elementos que contribuyen a un mayor riesgo de deficiencias nutricionales que afectan a nuestra belleza.

La aparición de los superalimentos en el mercado pretende paliar todas estas carencias nutricionales, contribuir a mejorar el estado de salud física y anímica y potenciar nuestra belleza natural. Se trata de concentrados altos en antioxidantes y fitonutrientes que favorecen la eliminación de toxinas, reducen el riesgo de enfermedades y combaten el envejecimiento. Los principales superalimentos son de origen vegetal, aunque también se incluyen algunos extraídos de animales, como el omega 3. Básicamente se consumen en el desayuno o como tentempié de media tarde. No son sustitutivos de las comidas, sino complementarios. Y pueden utilizarse en la formulación de preparados cosméticos naturales, proporcionando unos efectos asombrosos.

La piel refleja a la perfección el estado de nuestro organismo y de nuestra psique. Todos los síntomas y afecciones que aparecen en nuestra epidermis suelen estar relacionados con la existencia de un problema interno. Puede ser originado por una desnutrición, la falta de equilibrio hídrico, el exceso de consumo en grasas, estrés, mal funcionamiento de un órgano o simplemente por desequilibrios hormonales. La piel, el cabello, el brillo de la mirada o el estado de las uñas son termómetros inequívocos del funcionamiento de nuestro cuerpo. En los superalimentos podemos encontrar soluciones para eliminar celulitis, perder peso, combatir la caída del cabello, aumentar la densidad cutánea, energizar la piel, protegernos del sol, activar la producción de melanina, eliminar arrugas, etc. En definitiva, optimizar, frenar y desafiar el paso de nuestro reloj biológico.

Los superalimentos se consumen por vía oral y contribuyen a mantener nuestra belleza exterior desde el interior. Actúan directamente en el torrente sanguíneo y en las capas más internas de la piel, de ahí que su efecto sea más rápido, duradero y visible. Podemos decir que son la intersección entre la alimentación y los exocosmeticos, o cosmética de aplicación externa. Y es que, a veces, las soluciones tópicas no son lo suficientemente efectivas. Está demostrado que «somos lo que comemos».

Como complemento alimenticio resultan fantásticos, ya que en la actualidad tener una dieta sin carencias nutricionales es prácticamente imposible. Hasta en las dietas más equilibradas pueden aparecer deficiencias. La primera razón es debida a que la mayoría de los alimentos que consumimos no tienen la calidad nutricional necesaria como para compensar nuestros niveles óptimos, a no ser que sigamos una dieta a base de alimentos de procedencia ecológica, ricos en nutrientes de mayor calidad. Por otro lado, nuestro trepidante ritmo de vida nos obliga a comer fuera de casa y a romper constantemente las rutinas alimenticias y horarias.

Los productos ecológicos poseen más cantidad y calidad de nutrientes al estar exentos de agentes químicos que puedan alterar sus propiedades originales. Las mezclas de superalimentos son perlas alquímicas capaces de proporcionar a nuestro cuerpo un efecto equilibrarte que se verá reflejado en la belleza exterior, nuestra salud y en nuestro bienestar general.

La twincosmética parece ser la cosmética del futuro. Su traducción literal es 'cosmética gemela', también denominada cosmética de tercera generación. Proviene de EE. UU., como casi todas estas corrientes. Consiste en la aplicación conjunta de un cosmético externo con un nutricosmetico. Es una nueva tendencia que las *celebrities* han puesto de moda. Combina magistralmente suplementos nutricionales y cosméticos en un mismo protocolo de belleza, logrando una sinergia que acrecienta su efectividad y la duración de los resultados perseguidos. Los twincosmeticos nos ofrecen la posibilidad de atacar el problema desde dos frentes: el interior, que es desde donde se origina y el exterior, donde se aprecia. Una fusión inequívoca de éxito.

El *Acai berry* es una fruta que crece en unas palmeras de la selva amazónica de Brasil. Es conocida por sus propiedades antioxidantes. Su fruto es de tamaño similar al de una pequeña uva, de forma redonda y de color morado. Rico en vitaminas A, B y C, minerales (sodio, magnesio, calcio, hierro, cobre, zinc, fósforo y azufre), ácidos grasos omega 3 y 9, betasitosterol y aminoácidos esenciales. El contenido de ácidos grasos en el *Acai berry* es similar al del aceite de oliva. Se utiliza como complemento en dietas de control de peso. Es un potente rejuvenecedor y antioxidante que mejora el estado general del organismo.

Las **semillas de chía**, conocidas por ser muy saludables para el organismo, son también muy efectivas para mejorar el estado de la piel. Contienen vitamina E, un poderoso antioxidante que frena el envejecimiento, contribuyendo a que la piel este suave y vivificada. También tiene zinc, que ayuda a combatir el acné y a mantener la piel en buen estado. Posee omega 3 en un porcentaje mayor que el salmón, lo que contribuye a mantener cabello y uñas en perfectas condiciones, además de ser un potente antiestrés. Es un perfecto complejo nutricional natural para la belleza.

El *reishi* es uno de los hongos más utilizados en la medicina tradicional china y en estos momentos en Occidente, gracias a que diferentes estudios de la OMS han reconocido sus excelencias para potenciar y fortalecer el sistema inmunológico. El *Ganoderma lucidum* es un hongo rojizo, brillante y extremadamente amargo. Crece directamente de los troncos de los árboles de forma natural, aunque en la actualidad se está produciendo mediante cultivos controlados. Contiene terpenoides amargos que inhiben la liberación de histamina, es decir, actúan como antialérgicos naturales. Poseen esteroides, ácido oleico, polisacáridos, lecitinas, vitaminas B, C y D, alcaloides, germanio y calcio. Según la medicina china, el *reishi* es, poco menos, que el hongo de la inmortalidad y la longevidad. Detoxina y reequilibra el organismo, por lo que la belleza externa se ve fortalecida. Además ralentiza la oxidación celular.

Xilitol o azúcar de abedul es utilizado en cosmética como estabilizador microbiológico. Suaviza la piel y ayuda a retener la humedad. Aumenta la producción de colágeno, rejuvenece y elastiza la piel de forma natural y equilibra el pH del organismo. El cuerpo humano produce una cantidad pequeña de xilitol y también produce las enzimas necesarias para metabolizarlo.

La **clorella** o **chlorella** es un microalga verde azulada considerada como el organismo vegetal con mayor concentración de clorofila. Desintoxica el organismo, posee un efecto estimulante muy significativo sobre el sistema inmunológico y favorece el funcionamiento del aparato digestivo. Excepcionalmente rica en proteínas, contiene todos los aminoácidos esenciales, siendo una fuente de proteína completa y de alta calidad. Aporta altas dosis de antioxidantes, vitaminas C, D, E, K1, B2, B3, B6 y ácido fólico. Es rica en calcio, magnesio, zinc, hierro, fósforo, potasio y manganeso. Mejora la firmeza de la piel y tonifica y reduce alteraciones dermatológicas.

El svetol del café verde es extraído del café que no ha sido tostado. Ayuda a perder peso y a reducir volumen abdominal. Evita el almacenamiento de grasas y es un saciante natural. Tiene propiedades drenantes y diuréticas, por lo que es muy eficaz en dietas de adelgazamiento. Contribuye a la eliminación de la celulitis. De efecto antioxidante, ayuda a frenar el envejecimiento cutáneo. Contiene menos niveles de cafeína que el café seco.

Otros productos naturales como: hierba de trigo, maca, trufa negra, agave, semilla de cáñamo, aceites de cardo santo, aceite de té verde, hinojo, ciprés y un largo listado de ingredientes naturales forman parte de los productos destinados a mejorar el estado de nuestra piel y de nuestra salud. Todos ellos se utilizan en la actualidad, tanto en nutricosmética, como en los llamados superalimentos.

Voy a detallaros algunas mascarillas que contienen estos superalimentos y que podéis elaborar fácilmente.

Mascarilla de acai

El acai es uno de los súper alimentos más populares en todo el mundo. Pero además, es un rejuvenecedor de la piel por sus activos antioxidantes. Para hacer una mascarilla necesitarás una cucharada de acai, una cucharada de aloe vera fresco y una cucharadita pequeña de azúcar moreno. Mezcla todos los ingredientes y aplica sobre el rostro. Masajea con movimientos circulares para así eliminar las células muertas de tu piel. Transcurridos 20 minutos retira suavemente con agua tibia. El acai puedes encontrarlo en cualquier herbolario o tienda de productos naturales.

Mascarilla de coco y moringa

Esta mascarilla es ideal para pieles secas que necesiten estar más flexibles y eliminar esa incómoda sensación de tirantez y sequedad. La moringa crece en las montañas del Himalaya y ha sido utilizada por egipcios, griegos y romanos desde tiempos remotos. Esta planta es rica en vitamina C y tiene un sinfín de propiedades beneficiosas para la salud. El aceite de coco se utiliza en diversas culturas para el embellecimiento de la piel. Prueba a mezclar una cucharada sopera de zumo de limón recién exprimido, una cucharada de moringa en polvo, una cucharadita de miel fluida y una cucharada de aceite de coco. Mezcla todos los ingredientes y extiende sobre la piel de tu rostro.

Mascarilla de maracuyá

El maracuyá es conocido como la fruta de la pasión o con el nombre de granadilla. Es una planta de origen tropical cuyo fruto, de forma ovalada, posee beneficiosas propiedades nutritivas y medicinales. En cosmética se pueden utilizar sus semillas y su pulpa. Contiene grandes cantidades de activos antioxidantes que previenen la aparición de radicales libres. Evita el envejecimiento prematuro. Esta fruta es perfecta para eliminar las células muertas y renovar y regenerar la piel de tu rostro. Necesitas mezclar un trozo de maracuyá sin piel con dos cucharadas de infusión de manzanilla. Haz una infusión con tres sobres de manzanilla y un vaso de agua, deja enfriar antes de añadir a la mezcla.

Mascarilla de moringa

Cada vez es más habitual encontrar moringa como ingrediente de diversos productos cosméticos. En la india y en África, que es donde crece esta planta de propiedades excepcionales, se utiliza desde hace muchos años para cuidar la salud y la belleza. Se la atribuyen valores nutritivos y alcalinizantes. La hoja de la moringa posee aminoácidos esenciales, vitaminas y minerales. Sus flores son ricas en calcio y en potasio. Además, contienen vitamina A, B, C, hierro y proteínas. Ayuda a mantener la piel elástica joven, retrasa el envejecimiento y lucha contra los radicales libres.

Puedes hacer una mascarilla utilizando una cucharada sopera de polvo deshidratado de moringa, junto con una cucharada de yogur natural. Mezcla los ingredientes y aplica sobre tu piel. La moringa puedes comprarla en cualquier establecimiento de productos naturales. También puedes adquirir aceite de moringa, rico en vitamina E, muy nutritivo y un poderoso antioxidante.

Mascarilla de bayas de goji

Las bayas de goji son originarias de China. En nuestra latitud son muchas las personas que consumen goji para mejorar su salud. Ayuda a retrasar el envejecimiento por su gran cantidad de antioxidantes capaces de neutralizar a los radicales libres. Por ello, es excelente en cosmética. Pon a remojo durante una noche una cucharada de bayas de goji. Al día siguiente puedes mezclar el resultado con la clara de un huevo fresco. Mezcla ambos ingredientes con una batidora hasta que las bayas de goji estén trituradas al máximo. Aplica con una brocha sobre tu piel y mantén al menos durante 15 minutos.

Mascarilla de maca

La maca es una raíz que crece en las alturas de los andes peruanos. Su cultivo es milenario, ya lo utilizaban los incas. Se denomina el polvo andino de la salud por su poderoso efecto regenerador, rejuvenecedor e hidratante. Retrasa el envejecimiento cutáneo, por lo que es muy beneficiosa para la piel a cualquier edad. El principio activo principal de la maca son los alcaloides naturales. Contiene vitaminas del grupo B y C, además de calcio, silicio, yodo, cobre y hierro. Mezcla en un recipiente zumo fresco de uvas, dos cucharadas de leche de almendras y una cucharada de maca. Mantén aplicado sobre tu rostro un tiempo mínimo de 20 minutos.

Mascarilla de acai y karité

Se sabe que las bayas de acai son uno de los antioxidantes más poderosos. Ralentiza el proceso de envejecimiento cutáneo y elastiza la piel sin alterar su equilibrio. Mezcla en un recipiente una cucharada de bayas de acai molidas. Añade una cucharada de manteca de karité y con la batidora consigue una mezcla lo más homogénea posible. Aplica sobre todo tu rostro con movimientos suaves. Retira transcurridos 15 minutos. Esta mascarilla es ideal para pieles secas, envejecidas y a falta de vitalidad y luminosidad.

Mascarilla corporal de café

Si quieres dar vitalidad a la piel de tu cuerpo mezcla en un recipiente cuatro cucharadas de aceite de coco con diez gotas de extracto de vainilla. Añade café bien cargado y dos o tres cucharadas de azúcar de caña. Aplica sobre todo tu cuerpo y deja actuar unos minutos mientras masajeas todo tu cuerpo y procedes a darte una ducha.

Mascarilla de coco

Mezcla un recipiente una cucharada sopera de aceite de coco con dos cucharadas de miel ecológica. Mueve hasta conseguir una mezcla homogénea. Aplícalo sobre tu rostro, manteniéndolo sobre él al menos durante ocho minutos. Mascarilla de efecto rejuvenecedor, vitalizante y nutritivo. Especial para pieles secas y castigadas por el sol y la falta de cuidados.

Mascarilla de chía

Aprovecha su infinidad de propiedades para el cuidado de la piel. Para hacer esta mascarilla necesitamos solamente dos cucharadas de miel fluida y dos cucharadas de chía.

Mascarilla *matcha*

El *matcha* ha sido consumido en los centros budistas de Japón desde hace cientos de años. Una alternativa saludable al café, que además aporta innumerables beneficios para el cuerpo y la mente. Por su proceso de producción contiene una mayor concentración de antioxidantes, clorofila, polifenoles y nutrientes. No se infusiona como los demás tés por lo que se aprovechan todas sus propiedades.

Esta mascarilla es adecuada sobre pieles con rojeces, irritadas y para después de haber tomado el sol. Mejora la hidratación y la textura de la piel, a la vez que vigoriza. Necesitas una cucharada de té *matcha* y dos cucharadas de yogur griego natural. Si eres vegano puedes optar por el yogur de soja. Mezcla ambos ingredientes, aplica la mascarilla y deja reposar durante 20 minutos. Los resultados, en parte, dependerán de la calidad del té que utilices.

Mascarilla de espirulina

La mascarilla elaborada con alga espirulina aporta gran cantidad de vitaminas y minerales que relajan la piel. Poseen un efecto antiinflamatorio ideal para pieles cansadas, normales y secas. Prepara una infusión concentrada de manzanilla, preferiblemente orgánica. Deja enfriar, e incluso, guarda en el frigorífico durante unos minutos. Pon en un recipiente una cucharadita de alga espirulina, o bien, el polvo de dos cápsulas de espirulina. Añade manzanilla hasta conseguir un preparado homogéneo que puedas aplicar cómodamente sobre tu piel. Puedes aplicarla una vez a la semana y has de mantener la mezcla sobre tu piel al menos durante 10 minutos. Transcurrido este tiempo se aclara con abundante agua fresquita.

Mascarilla de estevia

Este edulcorante natural posee propiedades terapéuticas pero además puede ser utilizada para el culto a la belleza natural. De efecto nutritivo y protector aporta sustancias a la piel para reducir la aparición de arrugas, bloquea los radicales libres y aumenta la elasticidad. Perfecta para pieles con dermatitis y eczemas, además, mejora la cicatrización. Puedes preparar fácilmente una mascarilla con una infusión muy concentrada de sus hojas. Pon en un recipiente dos cucharadas soperas de arcilla o caolín y añade, poco a poco, infusión de estevia hasta conseguir una mezcla lo suficientemente fluida como para poder aplicar sobre tu piel. Deja actuar durante 15 minutos y retira con abundante agua.

Mascarilla de algas

Esta mascarilla contiene proteínas, vitaminas minerales, ácidos grasos esenciales y clorofila que aportan un efecto rejuvenecedor, limpia y mantiene el poro cerrado. Tiene un alto contenido en antioxidantes que ayudan a borrar las arrugas y líneas de expresión. Mezcla en un recipiente media cucharada de espirulina en polvo y una cucharadita de zumo de limón recién exprimido. Una vez mezclado, añadir un poquito de agua hasta conseguir una textura que se pueda extender fácilmente. Mantén la mascarilla aplicada en cuello y rostro durante 10 minutos y retira con abundante agua. Esta mascarilla no es adecuada para pieles sensibles.

Mascarillas con sales de Süchssler

Las sales de Süchssler no son un superalimento, sin embargo, son un complemento que contribuye a mantener el equilibrio necesario en el nivel de sales minerales orgánicas. Soy una enamorada de los tratamientos terapéuticos de Süchssler, pero confieso que fue toda una sorpresa descubrir su efectividad en el cuidado de la piel a nivel externo, gracias a un amigo neurópata y terapeuta, Rafael Mahiques.

La bioquímica o química de la vida fue descubierta por el doctor Wilhelm Heinrich Süchssler hace más de 130 años y tras largos periodos de investigación que le condujeron a identificar las 12 sales bioquímicas que se utilizan. La terapia con sales de Süchssler está basada en las sales minerales que necesita el organismo para mantener el equilibrio de los diferentes mecanismos corporales: la composición de la sangre, los tejidos orgánicos y las estructuras óseas. Contribuyen al correcto funcionamiento fisiológico, así como a mantener la inmunidad frente a enfermedades, fundamentalmente las infecciosas.

Las fuentes que nos proporcionan estas sales son principalmente la alimentación, el agua, el aire y los baños solares y marinos. Los desequilibrios pueden producirse por una alimentación inapropiada o por problemas metabólicos.

Estas sales homeopáticas se basan en el principio de similitud. La terapia con sales de Schüssler consiste en restablecer el equilibrio de las sales minerales del organismo en las células, mediante su aporte en pequeñas dosis, a fin de que puedan ser absorbidas a nivel celular. Se trata de diluciones de sustancias fisiológicas que consiguen integrarse fácilmente en el ciclo metabólico. Al ser sustancias no irritativas, ni tóxicas, la absorción está garantizada, porque la célula no rechaza un elemento aportado por una molécula conocida. Así, podemos decir, que el secreto de esta terapia se basa en el empleo de dosis mínimas, como afirmaba el doctor Schüssler: «La naturaleza se manifiesta en átomos. Sólo necesitamos cantidades mínimas». El proceso de dilución de estos preparados homeopáticos se realiza bajo el método de fabricación conocido como potenciación, que consiste en diluir una parte de la sal mineral en nueve partes de diluyente, por ejemplo el germen de trigo (1:10). Este proceso se repite seis veces, obteniendo así la sexta potencia decimal (1:1.000.000). Debido a esta dilución infinitesimal, la dosis de mineral que se ingiere es efectiva a nivel celular, pero demasiado baja para presentar efectos secundarios.

La forma de administración más habitual es tomar los comprimidos dejando que se disuelvan debajo de la lengua, ya que las mucosas bucales absorben sus principios activos y pueden llegar rápidamente al torrente sanguíneo. Para incluir sales de Süchssler en una formulación cosmética ha de disolverse el comprimido en la mínima cantidad de agua mineral o zumo natural. Lo mejor para preparados cosméticos es optar por sales elaboradas con excipientes como el germen de trigo, ya que al contener vitamina E actuara además como antioxidante.

Mascarilla de *Magnesia phosphorica*

La *Magnesia phosphorica* es conocida por los terapeutas como la aspirina natural y tiene una función antioxidante y reafirmante de la piel, al mismo tiempo que nos aportará relajación facial. Para elaborar esta mascarilla exfoliante y rejuvenecedora se necesitan dos comprimidos de sal *Magnesia phosphorica*, una cucharada de miel fluida, una de agua y un poquito de ralladura de piel limón. Mezcla todos los ingredientes y extiende sobre tu piel dejando libre la zona del contorno de los ojos. Realiza masajes suaves con la yema de los dedos y deja que haga efecto durante seis minutos. Retírala con agua tibia.

Mascarilla de *Natrum muriaticum*

Para hacer esta mascarilla natural de efecto hidratante y antiarrugas necesitas mezclar un yogur natural BIO, dos cucharadas de miel, tres cucharadas de aguacate maduro, 5 ml de jugo de limón y dos comprimidos de *Natrum muriaticum*. Aplica y deja que actúe durante quince minutos, para a continuación retirarla con agua. Obtendrás una fuente de vitaminas y energía instantánea, capaz de vivificar la piel de tu rostro. La *Natrum muriaticum* hidrata a nivel celular, corrigiendo y eliminando las arrugas.

Mascarilla de sílicea

La sílicea es conocida como la sal de la belleza, ya que se localiza de forma natural en las células del tejido conjuntivo. Se utiliza en tratamientos para mejorar el estado de la piel, el cabello y las uñas. El silicio participa en la fabricación del colágeno, que es una proteína necesaria para la producción y estabilización el tejido conjuntivo, los tendones y los huesos. Esta fórmula nutre en profundidad, suaviza e ilumina la piel. Mezcla un plátano maduro con 4 cucharadas de azúcar de abedul. Añade dos comprimidos de sílicea previamente disueltos. Aplica sobre la piel del rostro o del cuerpo y mantén durante quince minutos.

Mascarilla antiacné

Contribuye en la desintoxicación de la dermis, eliminando todas las impurezas y, además, posee efecto desinfectante. Mezcla en un recipiente una cucharadita de levadura de cerveza, 5 gotas de jugo de limón recién exprimido, 2 comprimidos de *Kali sulphuricum* previamente diluidos y 3 gotas de aceite de árbol de té. Mezclar todo hasta obtener una textura más o menos densa, como para aplicarla fácilmente sobre la piel, todo dependerá de la cantidad de agua que añadas. Aplicar sobre los granos e imperfecciones y esperar unos diez minutos. Eliminar con agua templada.

Mascarilla oxigenante

Combina dos cucharadas de yogur natural con un cuarto de cucharadita de vinagre de manzana y dos comprimidos de *Calcárea fluorica*. Aplica sobre la cara y deja actuar durante veinte minutos. Enjuaga con agua fría.

Mascarilla iluminadora

La carencia de sílicea puede provocar: envejecimiento, arrugas prematuras, exceso de sudoración, piel flácida, delgada y carente de brillo, tendencia a la calvicie, y cabellos y uñas quebradizas. Las propiedades antisépticas, antinflamatorias y humectantes de este preparado proporcionaran brillo, suavidad y resplandor a tu piel.

Mezcla media cucharada de leche de almendras con una cucharadita de azúcar morena, hasta que el azúcar se disuelva un poco. Agrega cuatro cucharadas de jugo o gel de aloe vera. Añade 4 comprimidos de silícea machacados. Aplica la mezcla sobre tu rostro. Deja actuar durante quince minutos y retírala con agua templada.

Capítulo 10

LA BELLEZA DE LA COLMENA: BELLEZA A FLOR DE MIEL

La *Apis mellifera*, la abeja productora de miel más común en occidente nos regala una serie de productos como el polen, propóleo, jalea real y apitoxina, todos ellos han sido utilizados por diferentes culturas con fines terapéuticos y cosméticos desde hace cientos de años. Narran los libros que ya Cleopatra se aplicaba diariamente una mascarilla de miel para obtener una piel resplandeciente. La famosa ambrosía, bebida de la inmortalidad que tomaban los antiguos dioses griegos, se obtenía de la mezcla de miel y polen. Hoy, este combinado continúa siendo un cóctel de vitaminas y minerales excelente para la salud. En nuestra era los activos procedentes de la colmena siguen fascinando a investigadores y científicos por sus múltiples propiedades. Una de las máximas tendencias que caracteriza a la primera década del siglo XXI es la búsqueda de lo natural. Los apicosméticos son productos compuestos de derivados extraídos de la colmena, que proporcionan nutrición y belleza a nuestro cuerpo. La apiterapia, medicina de las abejas, es la utilización de los diferentes productos de los panales: miel, jalea real, polen, cera, propóleo e, incluso, veneno de abeja. Por todo ello he querido dedicar este capítulo a una recopilación de mascarillas que podrás elaborar en casa sencillamente.

La miel destaca por su efecto embellecedor de la piel y el cabello. Sus propiedades se deben a las sustancias contenidas en el néctar y polen de las flores, origen primario de la miel, que las abejas procesan de forma natural y enriquecen con enzimas propias. Contiene vitaminas del grupo B, tiamina, niacina, riboflavina, ácido pantoténico, piridoxina y biotina, además de ácido ascórbico. Entre los minerales destaca el hierro, fósforo, aluminio y magnesio. Su efecto antioxidante frena la aparición de radicales libres y contribuye a la regeneración celular. A pesar de su aspecto pegajoso, posee propiedades humectantes, emolientes, nutritivas, suavizantes, antisépticas, cicatrizantes, calmantes, tonificantes, regeneradoras y antiinflamatorias. Se recomienda en tratamientos para después de la exposición solar, pieles castigadas, arrugas prematuras, pieles sensibles e irritaciones dérmicas. Deja un aspecto brillante, devuelve y mantiene la elasticidad y ayuda a mantener la producción de colágeno. Su efecto antibacteriano y antiséptico se aprovecha para la elaboración de fórmulas destinadas a tratar el acné. Ayuda a cicatrizar pequeñas heridas y afecciones cutáneas. Además, este elixir de las abejas restaura el cuero cabelludo y fortalece, abrillanta, suaviza y estimula el crecimiento del cabello. Las mieles varían de composición, color, sabor y consistencia dependiendo de las flores con que se alimenten las abejas, la climatología en la que viven y la estación de recolección.

Uno de los tratamientos más solicitados en los centros estéticos de Hollywood está elaborado a base de miel y oro. El esteticista de famosos, Christopher Watt, que cuida la piel de *celebrities* como Jennifer López, Cameron Díaz o Halle Berry aplica a sus clientes una mascarilla de miel sobre la que extiende láminas de oro, que posteriormente deshace mediante un masaje. Watt asegura que las enzimas que contiene la miel ayudan a retirar las células muertas y facilitan la penetración de los activos del oro.

El polen es uno de los productos de la colmena más completos y energizantes. Las abejas lo extraen de las flores y lo humedecen con néctar, dándole forma de pequeñas bolitas que transportan a la colmena para alimentar al resto de las abejas. Cada grano de polen es un complejo concentrado de aminoácidos esenciales, oligoelementos naturales, minerales, fitohormonas y vitaminas B, C, D y E que benefician la función celular. Es revitalizante, energetizante, desintoxicante, suavizante y prolonga la juventud de la piel. El polen detiene la caída del cabello ya que contiene cistina, un ácido aminado y azufrado que mejora el sistema piloso.

La jalea real

Es un fluido de color crema, resultado de la mezcla de dos secreciones procedentes de las glándulas de las abejas obreras y la alimentación de la abeja reina durante toda su existencia. Esta sustancia es considerada desde la antigüedad como un elixir de juventud. Rica en vitaminas del grupo B: ácido pantoténico, B6, biotina e inositol. Contiene proteínas, lípidos esenciales, ácidos grasos, oligoelementos y minerales como el nitrógeno, fósforo y azufre. Es tonificante y retarda los efectos del envejecimiento cutáneo. Nutre, suaviza y estimula las pieles cansadas, motivos por los que es habitual en la formulación de productos *antiagging*. El glicosilato de jalea real, un derivado particularmente rico en elementos nutritivos y vitamínicos, contribuye a impedir la ralentización de la producción de las fibras de colágeno y elastina. Se usa también para tratar el eczema y otras alteraciones cutáneas. La jalea real fresca ha de conservarse a un máximo de dos grados de temperatura, protegida de la luz y en recipientes de vidrio opaco, aislados del aire y del calor.

El propóleo

Tiene una textura resinosa de color rojizo y es elaborado por las abejas a partir de las yemas, hojas y corteza de los árboles. Lo utilizan para sellar el interior de la colmena, evitando así la proliferación de microorganismos potencialmente perjudiciales para su existencia. En el propóleo hay más de 300 sustancias identificadas: flavonoides, ácido benzoico, oligoelementos, esteroles, gran cantidad de ácidos grasos, polisacáridos, provitamina A y vitaminas del grupo B. Además de minerales como: plata, hierro, magnesio, selenio, silicio y zinc. Ya Hipócrates utilizó el propóleo para el tratamiento de úlceras y heridas. Es antifúngico, antimicótico y antibacteriano por lo que se utiliza en el tratamiento de algunos hongos. Alivia la psoriasis debido a sus propiedades antiinflamatorias, analgésicas y cicatrizantes. Tiene poder antioxidante, desinfecta y cicatriza las pequeñas heridas. Es una sustancia muy compleja, soluble en alcohol y en ciertos solventes.

Pero las abejas poseen en su interior muchos más secretos de belleza y salud. La apiterapia no es un método nuevo. Hipócrates ya curaba el reumatismo con veneno de abejas y Carlo Magno era tratado por su médico con picaduras de abejas en dosis progresivas. El comienzo de la apiterapia moderna data del 1935, fecha en la que se publicaron diversos estudios obtenidos por el doctor Bodog F. Beck. Actualmente es considerada como una disciplina moderna practicada en todo el mundo. Se está utilizando con gran aceptación en Alemania, Francia, Bélgica, Estados Unidos, Japón y en los países del Este de Europa existe gran tradición. En nuestro país aún es una terapia poco extendida por su desconocimiento y por la falta de profesionales capacitados.

El veneno de las abejas o apitoxina

Es una mezcla compleja de sustancias biológicas muy activas segregadas por la abeja hembra. En el procedimiento terapéutico se puede aplicar directamente la abeja al paciente para que pique en la parte afectada o bien, por apipuntura, siguiendo los principios y puntos de la acupuntura. El veneno es muy frágil a la exposición lumínica y al oxígeno del aire, manteniéndose activo durante poco tiempo, aun tratando químicamente su estabilización. Esto lleva al apiterapeuta a emplear la abeja viva en aplicaciones tópicas. Algunos apiterapeutas utilizan inyecciones del veneno o trabajan por medio de ultrasonido, iotización, inhalación o ingesta supralingual.

Distintas investigaciones demuestran que sus componentes presentan cualidades semejantes a algunos antiinflamatorios. Hay evidencias de que la apitoxiterapia es efectiva en diversas patologías, como el eczemas, psoriasis, úlceras tópicas, herpes simple y verrugas. Dilata los vasos capilares, intensifica la circulación, posee cualidades anticoagulantes, es hipotensor, estimula el sistema inmunológico, aumenta el suministro de oxígeno, bloquea el crecimiento bacteriano, mejora el funcionamiento del hígado y la actividad del cerebro. En investigaciones clínicas y experimentales se ha podido comprobar su efecto analgésico. Sin embargo, está absolutamente contraindicado en casos de diabetes, cardiopatías, embarazo y enfermedades psíquicas. Este veneno puede producir reacciones alérgicas que pueden llegar a ser mortales de no ser tratadas a tiempo. Por ello, siempre debe ser practicada por un médico apiterapeuta cualificado y es imprescindible una prueba de alergia previa. En los tratamientos de apiterapia se suele recomendar el consumo de jalea real, polen, propóleo y miel como complementos nutricionales de la dieta.

Los llamados elixires de la colmena son esencias que se utilizan de forma similar a las conocidas flores del doctor Bach, con la finalidad de tratar diversas situaciones emocionales como miedos, estrés, depresión o nerviosismo. La génesis de este método se basa en que las enfermedades físicas tienen un origen emocional y si los conflictos emocionales subsisten por mucho tiempo la enfermedad del cuerpo empieza a aparecer. Sin embargo, al restaurar el equilibrio emocional se resuelve la enfermedad física. Son altas diluciones dinamizadas de materias apícolas nobles de calidad apiterapéutica. Se elaboran sin alcohol, junto a la colmena y al abrigo de las contaminaciones electromagnéticas. Cada materia apícola tiene una frecuencia vibratoria particular que puede influir favorablemente sobre un estado mental o emocional.

Un paso más allá lo da la bioapicosmética y la bioapiterapia. En ambas se utilizan ingredientes procedentes de colmenas de producción orgánica. De esta forma, se obtienen activos de gran pureza y calidad máxima. En Francia, incluso, existe un sello específico para su certificación. No se utilizan tratamientos químicos en las colmenas ni en su entorno. Los métodos de transformación y elaboración son mayoritariamente manuales, dinamizándose las cualidades naturales del principio, sin alterarlas. Lo cosméticos no contienen ningún ingrediente de síntesis proveniente de la industria petroquímica y los testados se realizan sobre personas voluntarias y nunca sobre animales.

Mascarilla de miel

Tanto para su uso cosmético, como alimentario, lo mejor es adquirir mieles sin procesar, ni refinar. Su precio es un poco más elevado, pero merece la pena, ya que la calidad es infinitamente superior.

Puedes elaborar de forma sencilla esta antigua receta de juventud que te ayudará a corregir y prevenir los signos del paso del tiempo que, poco a poco, van apareciendo sobre nuestro rostro. Aporta suavidad y tersura. Con su uso frecuente se obtiene una piel elástica y revitalizada. Pon en un recipiente tres cucharadas de miel fluida, añade una cucharada sopera de lecitina de soja y medio melocotón pelado. Tritura en la batidora y aplícatelo sobre una piel limpia. Puedes mantenerlo sobre tu rostro durante aproximadamente 25 minutos. Procura no gesticular, y si dispones de tiempo, recuéstate sobre tu cama para poder estar totalmente relajada. Una vez retirada, aplica tu crema de tratamiento habitual.

Mascarilla de huevo

Es una de las recetas más conocidas y puesta en práctica por las féminas del mundo. Elaborada con ingredientes habituales en todos los hogares, que te dejará una piel en perfectas condiciones. Su preparación resulta fácil, sencilla y económica. Esta fórmula puede aplicarse sobre piel seca, ajada, a falta de vitalidad y carente de brillo natural. Gracias a sus propiedades contribuye a reafirmar la piel, devolviéndole su elasticidad y tono. Posee una acción preventiva contra el envejecimiento cutáneo y un efecto *lifting* que suaviza las arrugas. No la utilices si tu piel es grasa o con problemas de acné.

Pon en un recipiente una clara de huevo batida a punto de nieve. Añade una cucharada de postre de aceite de oliva BIO y una cucharadita de miel. Mézclalo adecuadamente. Aplica una capa uniforme y deja reposar sobre tu rostro al menos durante 20 minutos.

Mascarilla de limón

Exprime medio limón y mézclalo con una cucharadita de miel fluida. Revuelve y aplica sobre rostro y cuello. Deja secar y retira con una esponja natural, mediante movimientos suaves y sin desplazar la piel de un lado para otro. Esta mascarilla resulta muy efectiva como antiarrugas y revitalizante de la piel.

La miel siempre ha estado relacionada con la longevidad y la belleza. Resultan mezclas un poquito engorrosas, por la pringosidad de este alimento. Sin embargo, son muchas las personas que pasan por alto este contratiempo, debido a la enorme mejoría que consiguen con su aplicación periódica. Sus excelentes resultados están comprobados.

Mascarilla hidratante de nopal

Esta cactácea contiene 17 aminoácidos, mucílagos y vitaminas. Hidrata la piel en profundidad, regenera y frena el envejecimiento cutáneo y cicatriza. Machaca un trozo de nopal o chumbera para extraer su gel. Mezcla con una cucharadita de miel. Deja actuar durante 20 minutos.

Mascarilla de jalea real

La jalea real forma parte de innumerables fórmulas cosméticas de efecto regenerador y antiarrugas. Puedes encontrarla en tiendas especializadas en dietética o adquirirla directamente a un apicultor. La puedes adquirir en estado puro o liofilizada, en pastillas, ampollas o viales. Para este tipo de mascarilla te recomiendo que utilices la que se vende en estado puro, la que conocemos como fresca. Mezcla en un recipiente la yema de un huevo junto con una pequeña dosis, de aproximadamente un gramo, de este elixir de la colmena. Remueve y aplica sobre el rostro y escote, manteniéndolo sobre tu piel durante 20 minutos. Sus resultados son magníficos y puedes aplicarla sobre todo tipo de pieles, incluso en las acneicas, ya que la jalea real contribuye a mejorar este problema. Póntela una vez por semana y ¡olvídate de las arrugas!

Mascarilla antimanchas

Puedes elaborar sencillamente una mascarilla para eliminar las manchas faciales mezclando gelatina neutra con zumo de limón y una pequeña cucharadita de miel. Añade a una hoja de gelatina el suficiente zumo de limón recién exprimido para que quede humedecida. Completa con media cucharadita de miel fluida y aplica este preparado homogéneo sobre tu rostro media hora antes de acostarte, ya que el limón puede enrojecer la piel. Transcurridos 20 minutos, elimina el preparado y aplica tu crema habitual de tratamiento.

Mascarilla de té

El té verde contiene unos antioxidantes denominados catequinas. Efectivos aliados para prevenir el envejecimiento prematuro de la piel, ya que neutralizan la oxidación celular de la misma para tornarla más radiante y vital. El té negro tiene propiedades similares al té verde, pero además relaja la piel y elimina los rasgos de cansancio. Echa 50 cm^3 de agua muy caliente sobre una bolsita de té. Ábrela y añade las hebras mezcladas con media cucharada de miel. Aplica la mezcolanza sobre la piel limpia y deja que surta efecto durante 10 minutos.

Mascarilla de calabaza

Esta verdura típica de Halloween contiene antioxidantes y vitaminas que ayudan a la regeneración celular y contribuyen a frenar los signos tempranos del envejecimiento cutáneo. De poder altamente hidratante y tonificante, esta mascarilla es apta para todo tipo de pieles, estimulando la producción de colágeno y elastina. Para realizarla necesitas un trozo de calabaza, una cucharada de aceite de oliva, una cucharada de miel y cuatro cucharadas de leche. Pela y corta la calabaza madura. Si está excesivamente dura puedes hervirla un poco. Tritura e incorpora leche hasta que obtengas una pasta homogénea.

Mascarilla de vino tinto

Mezcla en un recipiente medio yogur natural, una cucharada de miel y cuatro cucharaditas de vino tinto ecológico. Aplica la mezcla y mantenerla durante cinco minutos sobre tu rostro. Puedes utilizarla dos veces por semana.

Mascarilla de árbol de té

Está indicada para combatir el acné y las impurezas ya que desinfecta y limpia en profundidad. Para realizar esta mascarilla necesitas medio yogur natural sin azúcar ni colorantes, una cucharadita de miel BIO y cuatro gotas de aceite de árbol de té. Mezcla los ingredientes hasta conseguir una textura cómoda para aplicar. Recuerda que el té no tiene nada que ver con el árbol de té que es de donde se obtiene ese aceite.

Mascarilla de yogur

Especial para pieles grasas y con puntos negros. Una mixtura de vitamina C y ácido láctico que conseguirán que tu piel luzca más suave. Pela una mandarina y utiliza su piel para hacer este preparado. Pon en un recipiente la cáscara de la mandarina y triturarla con medio yogur natural. Añade a la mezcla una cucharada de miel. Si no queda lo suficientemente espesa puedes añadir harina de avena. Aplicada sobre tu rostro y deja actuar durante 20 minutos.

Mascarilla de café

El *Svetol* del café tiene propiedades desintoxicantes y estimulantes. Esta sencilla mascarilla dejará tu piel revitalizada. Has de mezclar una cucharada sopera de café, una cucharada de miel y otra de aceite de oliva.

Mascarilla para manos

Si tus manos presentan un aspecto áspero, seco o dañado prueba a repararlas con la siguiente fórmula natural: mezcla una cucharada sopera de manteca de karité con una cucharada pequeña de aceite de aguacate y una cucharada de miel. Añade diez gotas de aceite de árbol de té. Masajea durante al menos diez minutos, para que el preparado surta el efecto deseado. También puedes hacer una mascarilla para el cuidado de las manos mezclando ocho gotas de aceite de árbol de té con una cucharadita de aceite de jojoba. Tras un delicado masaje con este preparado coloca sobre las manos unos guantes impermeables, preferiblemente calientes. Obtendrás como resultado unas manos suaves, nutridas y reparadas.

Capítulo 11

EXFOLIANTES: PIEL DE ESTRENO

Sabemos que la piel es un órgano vivo. Su capa inferior produce continuamente células nuevas que tardan de tres a cinco semanas en llegar hasta la superficie y emergen con la finalidad de remplazar a las antiguas, ya sin vida. Las células muertas, poco a poco, se van desprendiendo en un constante proceso que permite la regeneración de nuestra piel. Existen diversos factores determinantes que lo ralentizan: el paso de los años, el estrés, una mala alimentación y la falta de cuidados oportunos son los más relevantes. Como consecuencia de esta continua regeneración se acumulan células muertas, formando una capa debajo de la cual se esconde la suavidad y belleza de la piel. El *peeling* o exfoliación tiene la misión de aumentar el proceso de descamación celular natural.

La exfoliación libera a la piel de la suciedad incrustada y la devuelve la transparencia de la lozanía, quedando más suave y tersa. Estimula la circulación sanguínea y posee un ligero efecto antienvejecimiento. Al retirar la capa de células muertas, acumuladas en la superficie, se provoca a la capa basal a producir más cantidad de otras nuevas a un ritmo más acelerado. Tras una correcta exfoliación los cosméticos que se apliquen surtirán un mayor efecto, penetrando más fácilmente y con mayor rapidez. Una piel mejor oxigenada está más receptiva, por ello, el *peeling* se convierte en un paso obligado antes de aplicar nuestras mascarillas naturales.

Además, las manchas no demasiado profundas, poco a poco, van desapareciendo. Las personas con exceso de grasa en la piel sufren, a menudo, proliferación de granitos. El depósito de células muertas impide la salida de sebo por los poros, pudiendo crear posibles afecciones. Otra ventaja de la exfoliación es que el bronceado se fija mejor sobre una piel limpia, por ello, es oportuno realizar una exfoliación de la cabeza a los pies antes de exponerse a los primeros rayos del sol. Recuerda que existe una incompatibilidad entre el astro rey y una piel recién exfoliada. Es conveniente esperar veinticuatro horas antes de tomar el sol.

El momento ideal para hacerse una exfoliación corporal es antes de darse un baño o una placentera ducha. Recuerda frotar cuidadosamente las zonas eternamente olvidadas, y por tanto, más ásperas. Seguro que codos, rodillas y talones te lo agradecerán mostrando su suavidad natural. Para finalizar una buena dosis de hidratación, que te proporcionará la aplicación de tu crema corporal, conseguirá que te sientas como una autentica reina.

Frutas como la manzana, uva, limón, naranja, caña de azúcar, arándanos, melocotones y albaricoques han originado la revolución cosmética del siglo XXI. Han demostrado que son capaces de actuar en sinergia con el proceso de renovación celular natural, contribuyendo a mejorar la respiración celular esencial y logrando un perfecto funcionamiento de las mismas.

Aplica tu exfoliante mediante movimientos circulares, presionando suavemente con las yemas de los dedos y evitando desplazar agresivamente la piel de un lado para otro. Es necesario ejercer movimientos suaves y regulares. Cada persona necesita un tiempo diferente entre cada aplicación. Aclárate la cara con agua fresquita y aplica tu mascarilla natural.

La **avena** es un cereal rico en proteínas, potasio, hierro, magnesio, fosfato y sílices. Sus principios activos son beneficiosos para la higiene de las pieles secas, sensibles e irritadas. Antialergénico y antioxidante protege la epidermis y retiene el agua de la perspiración. Es vigorizante y favorece la renovación celular. Suaviza la piel, aporta tersura y calma la irritación provocada por agentes externos. Para preparar un exfoliante mezcla la pulpa de un aguacate maduro con dos cucharadas soperas de harina de avena integral. Tritura la mezcla con la batidora. Aplícalo friccionando muy suavemente mediante movimientos rotatorios. Recuerda que debes de insistir en las zonas más conflictivas como: aletas de la nariz, frente y barbilla. En las zonas más delicadas, como son los pómulos, procura que tus movimientos sean aún más suaves. Otro sencillo exfoliante resulta de mezclar una cucharada sopera de harina de avena, la ralladura de un limón y una cucharada de almendras molidas.

El exfoliante de salvado está indicado para utilizar sobre pieles ásperas, mates, a falta de vitalidad, desnutridas y con signos de cansancio. Mezcla en un recipiente una yema de huevo, una cucharada pequeña de miel fluida y una cucharada sopera de salvado integral. Mézclalo y aplica por las zonas a tratar, masajeando suavemente mediante lentos movimientos.

Existen infinidad de fórmulas naturales en las que las almendras cobran gran importancia. Su aceite es uno de los cosméticos más antiguos que se conocen. Tiene un efecto suavizante y nutritivo. Muele alrededor de diez almendras peladas y crudas. Puedes usar para ello el molinillo de café. Utiliza siempre almendras recién molidas. Aplica directamente sobre el rostro. Este preparado puedes enriquecerlo añadiendo media cucharadita de aceite de almendras, que además te ayudará a que la aplicación sea más cómoda al deslizarse tus manos con mayor facilidad. Es apropiado para utilizar sobre pieles excesivamente secas, ajadas y castigadas.

La patata es la reina de muchas recetas culinarias, pero este tubérculo puede utilizarse con fines cosméticos. Su uso como exfoliante es apropiado para pieles grasas. Comienza cociendo una patata. Cuando esté blanda retira el agua de cocción y añade un tomate previamente pelado. Tritura con la batidora y deja enfriar la mezcla. Ha de quedarte una crema espesa. Aplica sobre el rostro y al cabo de cinco minutos elimina con abundante agua.

La **sal marina** mezclada con aceite de oliva de primera presión en frío se utiliza en algunos centros en los que se aplican tratamientos de talasoterapia. Este preparado tiene gran poder exfoliante. Extiéndelo sobre la piel y masajea suavemente con movimientos rotatorios.

El **yogur** aporta efectos equilibrantes y suavizantes al ser aplicado sobre la piel. Vierte en un recipiente dos cucharadas soperas de yogur natural. Añade una cucharadita de azúcar negro. Los granos de azúcar arrastrarán la polución adherida a la piel.

Con una mezcla de avena y almendras se obtienen muy buenos resultados. A este cereal se le atribuyen numerosas propiedades embellecedoras, por lo que forma parte de infinidad de cosméticos. Para preparar un exfoliante mezcla a partes iguales una cucharada sopera de avena en escama, otra de almendras molidas y una tercera de salvado. Añade seis gotas de aceite de germen de trigo.

La piña también tiene excelentes propiedades para la piel. Corta y pela media rodaja de piña natural. Evita que quede ningún resto de piel. Añade una cucharadita de miel fluida. Tritura hasta que quede una textura muy fina y agrega diez gotas de aceite de aguacate. Estos tres ingredientes naturales son suficientes para hacer un *peeling* que deja la piel limpia y libre de células muertas.

Si quieres exfoliar una piel con exceso de grasa pon en práctica la siguiente receta. Mezcla una cucharada de puré de plátano con una fresa madura y añade una cucharadita de yogur natural. Obtendrás un rápido y eficaz *peeling* natural.

El **albaricoque** es uno de los mejores exfoliantes naturales para utilizar sobre todo tipo de piel. Selecciona un fruto muy maduro.

Retira su pepita y tritúralo con la batidora. Si tu piel es seca, añade diez gotas de aceite de germen de trigo. El aceite de germen de
trigo es hidratante, nutritivo, regenerador y protector contra los
rayos solares. Es una fuente inigualable de ácidos grasos esenciales, provitamina A, lecitina, estearina y vitamina E.

La **papaya** es un delicioso fruto de pulpa naranja que podemos
encontrar durante todo el año. Además de ser altamente beneficioso para la salud, esconde magníficas propiedades cosméticas.
Rico en antioxidantes, carotenos, vitaminas A, B, C, ácido fólico,
pantotenico y papaína. Pela media papaya que este bien madura,
pásala por la batidora y añade dos cucharadas soperas de yogur natural. Aplícatelo y mantenlo sobre tu piel al menos diez minutos.
Retira con abundante agua fresca. La papaya se encargará de des-
prender las células muertas y reducir los signos de la edad. Puedes
realizarte el tratamiento una vez por semana. También puedes
aplicar la cascara de la papaya, que seguramente vas a desechar,
para ponértela a modo «máscara» sobre todo tu rostro. Mantén
aplicado durante al menos cinco minutos.

El **huevo** es un buen nutriente para la piel.

Pon en el recipiente de la batidora eléctrica una clara y dos
cucharadas de almendras molidas. Masajea suavemente y retira
con agua al cabo de 15 minutos de la aplicación.

Capítulo 12

BIOCOSMÉTICA: COSMÉTICA CON CERTIFICACIÓN BIO

El consumo de productos certificados es ascendente sobre todo en los países con mayor hábito de consumo, como son: Alemania, Francia, Bélgica, Suiza o Austria. Los términos ecológico, orgánico y biológico definen el mismo concepto, aunque etimológicamente no signifiquen lo mismo. El término «orgánico» se utiliza en los países del continente Americano y Australia. «Biológico» se utiliza en la mayor parte de los países europeos y «ecológico» se utiliza principalmente en España.

Casi todas las marcas de cosmética e higiene integran ingredientes naturales en sus formulaciones, como son: plantas, frutas, verduras y semillas. Sin embargo, debemos de saber que aunque un producto contenga diversos activos naturales no es garantía de que este exento de alguna sustancia química.

Ante el vacío legal existente, en cuanto a legislación del uso de la palabra «natural», comenzaron a surgir las primeras empresas de certificación, quienes son las encargadas de avalar que verídicamente los componentes del producto son de origen orgánico. Hasta 2001 se podía utilizar en España el término BIO en el etiquetado, sin tener que demostrar su procedencia y formulación. Pero a partir de ese año se aprobó un Real Decreto por el que las palabras BIO, Orgánico y Ecológico no se pueden aplicar en productos tratados químicamente o transgénicos. Las empresas certificadoras son ahora las encargadas de controlar y vigilar todo el proceso de producción, velar por el respeto del cumplimiento de las normativas y comprobar la formulación, los envases y su etiquetado. También indican los porcentajes de ingredientes de origen natural e ingredientes ecológicos, con el fin de garantizar la transparencia para el consumidor.

No obstante, nos encontramos muchas veces ante la duda de no saber que es exactamente una certificación. Nos preguntamos qué significa este o aquel sello, debido a que cada vez son más los *label* que se acumulan en los envases de productos cosméticos. Las empresas han comprobado que integrar un sello genera mayor confianza a los consumidores y contribuye al aumento de la venta del producto, sobre todo en determinados países. Esta amalgama de sellos, que a veces se produce, suele generar dudas en el consumidor, ya que para conocer toda la información que aportan es casi necesario saber perfectamente el lenguaje de la cosmética orgánica.

Los sellos ecológicos aseguran unos condicionantes comunes de obligado cumplimiento, como son: no contener perfumes, ni colorantes de síntesis; exclusión total de conservantes de síntesis, como parabenos o el Phenoxyethanol; ausencia de petroquímica habitual en parafinas, siliconas y PEG; y eliminación de organismos genéticamente modificados (OGM). Además, aseguran que los envases y embalajes deben ser biodegradables o reciclables. Para obtener un sello también es obligatorio que el porcentaje de ingredientes naturales y el de ingredientes ecológicos esté indicado claramente en los envases de los productos certificados. Tampoco están aceptados los tratamientos ionificantes. La otorgación de un sello garantiza que las etapas de fabricación y acondicionamiento han sido controladas, con el fin de garantizar que se respeten la rastreabilidad y la protección del medio ambiente más cercano a la producción.

Igualmente, un sello garantiza, en la medida de lo posible, que los ingredientes derivados de la agricultura o la naturaleza deben ser obtenidos por procesos físicos, como la extracción acuosa o alcohólica, la extracción física (temperatura, presión, vacío, destilación) y la fermentación. La recolección de plantas silvestres certificadas no debe causar el agotamiento significativo de los recursos naturales y el uso o explotación de las especies en peligro de extinción está estrictamente prohibido. El procesamiento químico de materias primas orgánicas o silvestres para producir ingredientes funcionales sólo se permite cuando el proceso cumple los requisitos.

Cuando un ingrediente está disponible comercialmente en forma orgánica y no orgánica se debe utilizar la forma orgánica. En ciertos casos se pueden utilizar ingredientes no orgánicos, siempre y cuando cumplan todos los siguientes requisitos: aparecer en la lista que figura en las normas presentes en cada certificadora; no haber sido producidos a partir de materias primas modificadas genéticamente o de cualquier proceso en el que se hayan utilizado materiales modificados genéticamente; no haber sido extraídos por medio de disolventes químicos (que no sean agua o etanol) o modificados químicamente; no ser tóxicos y, en general, no alergénicos en las concentraciones utilizadas; y derivar de una fuente renovable o sostenible.

Poseer un sello garantiza que sólo se permitan sustancias minerales utilizadas para la coloración si se obtienen mediante un proceso físico de un mineral de origen natural. Las materias colorantes deben ser seguras y, en general, no alergénicas cuando se usan para el cuidado de la piel humana. Los aromas deben de ser de origen natural y obtenidos mediante procedimientos físicos apropiados (incluidos la destilación y extracción con disolvente); por procedimientos enzimáticos o microbiológicos a partir de materias de origen vegetal; o transformados para el consumo humano por mecanismos tradicionales de preparación de los alimentos (incluidos el secado, la torrefacción y la fermentación).

El porcentaje de agua no es valorado a la hora de conseguir una certificación y obtener un sello. Este ha de ser de calidad potable de los manantiales naturales adecuados, perforaciones o de suministro de la red. La microfiltración y la luz ultravioleta se permiten con fines de desinfección. El carbón activado y otros materiales similares se pueden utilizar para la filtración y eliminación del cloro del agua de la red. Los ETH y los PEG (propilenglicol) han llevado a cabo un proceso de etosilacion a base de óxido de etileno y pueden contener tanto restos de este óxido como dioxano. Tampoco se permite el uso de formaldehído, ni de nitrosaminas, vencenos, hexano o agentes quelantes.

Sin embargo, también existe en el mercado cosmética ecológica que no tiene ningún sello de certificación. Los sellos son emitidos por empresas privadas y, como tales, cobran por los gastos de tramitación, auditorias y certificación. Por ello, algunas empresas optan por no certificar para no encarecer su producto. No contar con un certificado no implica obligatoriamente ofrecer menor calidad. Los sellos certificadores tienen unas exigencias muy elevadas, por lo que a veces en determinadas formulaciones resultan casi imposibles de llevar a cabo. Por ello, hay marcas que optan solamente por tener algunos de sus productos certificados o, incluso, marcas que solamente certifican dos o tres.

Los diferentes sellos:

El **EU Organic Bio** es el logo de la hojita verde formada por estrellas que desde el 1 de julio de 2010, la UE establece para garantizar la protección de los consumidores y unos estándares comunes que han de cumplir estrictamente aquellas empresas que estén avaladas con este sello ecológico. El logotipo garantiza que el producto cumple con las directivas europeas de agricultura ecológica. Lo podéis encontrar seguido del nombre del país de producción.

Ecocert es un organismo francés de control y certificación acreditado por el COFRAC, Comité Français d'Accréditation. Es uno de los sellos más conocidos a nivel mundial. BIO, ECO o NAT son sus tres avales, que dependen del porcentaje de ingredientes certificados que contenga el producto.

Soil Association es el sello mayoritario en las islas británicas, con más de un 80 % de productos ecológicos certificados en su lugar de origen. Un producto catalogado como orgánico debe tener al menos un 95 % de ingredientes biológicos. Se certifica también productos con un 70 % de ingredientes orgánicos.

BDIH es una certificación alemana para productos farmacéuticos, sanitarios, alimenticios y de higiene personal. El 60 % de los productos de la marca deben de ser conformes con el pliego de condiciones para que el primer producto de la marca pueda recibir la certificación. Han de presentarse pruebas realizadas sobre personas voluntarias o cultivos de células.

CosmeBio está aprobado por las autoridades francesas y controlado por Ecocert o Qualité Francee. Ofrece las etiquetas BIO, ECO y NAT.

Bio.Inspecta fue vinculada al suizo Research Institute of Organic Agriculture (FiBL), uno de los centros con más prestigio en la investigación de producción ecológica a nivel mundial. Bio.Inspecta es la entidad de certificación elegida para la norma BioVidaSana. La asociación Vida Sana, una vez realizada la verificación in situ y completado el proceso de certificación por Bio.Inspecta, otorga a los operadores este sello con el que podrán etiquetar sus productos con los logos de Bio.Inspecta y de Vida Sana.

ACENE es una asociación española sin ánimo de lucro que garantiza al consumidor que los productos cosméticos que llevan este sello han pasado las verificaciones por parte de un organismo auditor independiente, verificando los procesos de fabricación y las materias primas.

Demeter es un sello alemán reconocido a nivel internacional, que certifica exclusivamente productos obtenidos bajo el método biodinámico concebido por Rudolf Steiner. Demeter es uno de los sellos más estrictos en cuanto a normativa se refiere. Es un paso más allá a los sellos ecológicos.

USDA Organic es el sello estadounidense que se rige por el Programa Nacional Orgánico (NOP). El sector de la cosmética orgánica está en crecimiento en España. El mayor interés para una marca española de certificar con el sello USDA es la oportunidad que ofrece para abrir nuevos canales de internacionalización en EE. UU. y en otros mercados americanos con cultura influenciada por este país. A partir del acuerdo firmado en el 2012 para facilitar el comercio entre EE. UU. y la UE no es imprescindible este sello para exportar, pero sí muy recomendable para los productores.

ICEA Instituto para la Certificación Ética y Ambiental es uno de los más importantes organismos de certificación de las producciones ECO-BIO en Italia y en Europa, y continúa el camino iniciado por la AIAB (Asociación Italiana de Agricultura Biológica).

EcoControl es un organismo de certificación de productos ecológicos y del sistema de gestión de la calidad en el sector no alimentario. El doctor Banzhaf, gerente general de EcoControl, está activo en el campo de la certificación de productos orgánicos desde hace más de 20 años.

NaTrue es una asociación internacional de productores de cosméticos naturales y ecológicos que otorga tres sellos diferentes que dependen de los porcentajes de ingredientes BIO. NaTrue 1 estrella (Cosmética Natural). NaTrue 2 estrellas (Cosmética natural con ingredientes ecológicos), y NaTrue 3 estrellas (Cosmética ecológica)

AIAB e ICEA es un estándar de calidad para cosméticos *Eco-Friendly,* asesorado por la Escuela de Cosmetología de la Universidad de Ferrara y el Departamento de Farmacología de la Universidad de Bolonia.

Non Food Certification Company (NFCC) es una filial de la Organic Food Federation, uno de los más antiguos órganos establecidos en la certificación orgánica en el Reino Unido. En 2003 creo una normativa para certificar productos de cuidado personal que se fabrican a partir de materiales que derivan de las plantas cultivadas o silvestres de origen ecológico

The Vegan Society es una organización que proporciona información y orientación sobre diversos aspectos del veganismo. Promueve formas de vida libres de productos de origen animal en beneficio de las personas, los animales y el medio ambiente.

Biogarantie es el certificado belga que contempla la legislación europea. Esta administrada por Bioforum Vlaanderen, la organización de agricultura ecológica en Flandes, por Probila-Unitrab y UNAB. Esta etiqueta se puede encontrar en los productos alimenticios, textiles, cosméticos y productos de lavado.

NPA Natural Products Association proporciona una certificación natural a los productos de cuidado personal vendidos en los Estados Unidos. Todos los productos marcados con el logotipo NPA reúnen estrictos requisitos en cuanto a los ingredientes y el proceso de fabricación.

COSMOS se creó a partir de la fusión de cinco entidades certificadoras: de Soill Asociattion, BDIH, Cosmebio, Ecocert e ICEA.

UVE Label lo otorga la Unión Vegetariana Española que certifica que el producto puede ser utilizado por personas que tienen una filosofía de vida vegana. No pueden recibir la etiqueta V-Label los productos que contengan derivados de grasas animales (excepto grasas lácteas), aceite de pescado, agentes espesantes de origen animal o jalea real.

Es importante saber que la agricultura ecológica se encuentra regulada legalmente por el gobierno de España desde 1989 donde el control y la certificación de la producción agraria es competencia de las comunidades autónomas y se lleva a cabo por autoridades de control público a través de consejos o comités reguladores territoriales. Cada comunidad autónoma tiene su consejo o comité regulador que depende de su consejería o departamento de Agricultura. Así, tenemos el Comité Andaluz de Agricultura Ecológica; Comité de Agricultura Ecológica de la Comunidad Valenciana; Comité de Agricultura Ecológica de la Comunidad de Madrid. Comité Aragonés de Agricultura Ecológica; Consejo de la Producción Agraria Ecológica Principado de Asturias; Consejo Balear de la Producción Agraria Ecológica; Instituto Canario de Calidad Agroalimentaria; Consejo Regulador Agricultura Ecológica de Cantabria; Consejo de Agricultura Ecológica de la Comunidad de Castilla y León; Consejo Catalán de la Producción Agraria Ecológica; Consello Regulador da Agricultura Ecolóxica de Galicia; Consejo Regulador de Extremadura; Consejo de Agricultura Ecológica de la Región de Murcia; Consejo de Producción Agraria Ecológica de Navarra; Consejo de Agricultura y Alimentación Ecológica de Euskadi; Consejo de Agricultura Ecológica de La Rioja; Consejo Balear de producción Agraria Ecologica. Cada uno de estos organismos tiene su propio sello, aunque por el momento se utilizan más para alimentación que para cosmética.

Existen otros sellos que podemos encontrar en el etiquetado, como la V, que significa apto para veganos o el *Leaping bunny*, dibujo del conejito que significa no testado con animales. Si el envase es de papel reciclado se pone el sello de la FSC que se otorga al papel y cartón procedente de bosques controlados por esta entidad.

Para los que quieran más información pueden recurrir a la SEAE (Sociedad Española de Agricultura Ecológica) fue constituida con la finalidad de aglutinar los esfuerzos de agricultores, científicos y otras personas orientadas hacia el desarrollo de sistemas sostenibles de producción agrícola. Fomenta, coordina, facilita la investigación, enseñanza y difusión de todos los aspectos relacionados con la agricultura respetuosa con el medio ambiente y el desarrollo rural sostenible. IFOAM es el movimiento internacional de agricultura ecológica; INTERECO es la coordinadora de certificación y promoción agroecológicas y FEPECO es la federación de empresas con productos ecológicos.

Capítulo 13

COSMÉTICA INTERIOR: BELLEZA DEL ALMA

La verdadera belleza resulta de la suma del equilibrio y la armonía entre el cuerpo y la mente. El refranero popular nos dice que «la piel es el espejo del alma» y, es que, aunque parezcan dos órganos fisiológicos que nada tienen que ver, la realidad es que guardan una estrecha relación. ¿Te has parado a pensar por qué en épocas de excesivo estrés la piel está en peores condiciones? o ¿por qué nos ruborizamos?, o, ¿por qué sudamos más de lo normal en un momento de tensión?, o ¿por qué a veces sentimos tener la llamada «piel de gallina»? Todos estos interrogantes y muchas otros tienen una respuesta fisiológica que se encuentran en la interrelación cuerpo/piel/cerebro.

Lo primero que debemos hacer para encontrarnos atractivos es aceptarnos y respetarnos. Debemos apreciarnos, independientemente de lo que la gente pueda pensar o decir de nosotros o de los cánones estéticos impuestos por las modas del momento. Al fin y al cabo, la opinión más importante que debe de prevalecer es la nuestra. Si aprendemos a apoyarnos emocionalmente a través de la autoaceptación, seremos capaces de reconocer más fácilmente nuestras virtudes, y podremos asimilar nuestros defectos. De esta forma, acrecentaremos nuestra autoestima y dejaremos que nuestra belleza natural resurja. Tan sólo afianzando la confianza en uno mismo conseguirás encontrarte a gusto con tu persona. Considérate tu mejor amigo, acéptate tal y como eres y valórate.

Muchas veces me paro a pensar por qué hay personas agraciadísimas físicamente que cuadran con los cánones de belleza actuales y, sin embargo, no se encuentran a gusto dentro de su propia piel. Incluso, llegan a estar ansiosas por probar técnicas revolucionarias que cambien su aspecto y destruyan su personalidad. Sin embargo, hay otras mujeres que, aun no siendo diosas de la belleza, se sienten muy atractivas y completamente a gusto con su aspecto. ¿Quizás tan sólo sea cuestión de autoestima? La autoestima, el amor hacia uno mismo y la aceptación personal son las mejores curas de belleza que existen: ¡aprende a quererte!

La perfección, como tal, no existe. No hay cuerpos, ni caras, ni relaciones, ni vidas perfectas. Lo que a unas personas les parece maravilloso a otras les parece horroroso, y afortunadamente así camina el mundo. No hay que cometer el error de convertirnos en personas súper perfeccionistas, a la cuales el más mínimo rasgo de imperfección les desagrada. No debemos despreciarnos, ya que todo el mundo es imperfecto, o quizás, todo el mundo es perfecto. Ser tolerante, tanto con nosotros mismos como con las personas que nos rodean, nos hace sentirnos más felices, y así haremos la vida más agradable a los que están a nuestro lado. Apoyándonos a nosotros mismos convertiremos, día a día, los pensamientos negativos en positivos. Intenta ponerlo en práctica y verás cómo mejora tu vida.

Mantén siempre una sonrisa. Elevará tu estado de ánimo y el de las personas que se acerquen a ti. Ya sabes ese dicho de que «una sonrisa vale más que 1.000 palabras».

No te preocupes de lo que puedan pensar los demás al respecto de tu persona. Tú te quieres, te aceptas, y como vulgarmente se dice, lo demás debiera de importarte un comino. Allá ellos con sus circunstancias.

Esto no significa que no debamos esforzarnos en crecer, en mejorar día a día en los distintos ámbitos personales, en tener retos personales. Las metas y objetivos ayudan a dar significado a la vida y a que la afrontemos con más ilusión y entusiasmo. Lo que es indiscutible es que cuando estamos a gusto y conformes con nuestro aspecto externo somos más felices, estamos más radiantes y más contentos con el mundo externo en general.

La piel esta intrínsecamente unida al cerebro. Generar pensamientos positivos conlleva aumentar el bienestar. Intenta positivar las pequeñas adversidades de la vida, porque aunque es complicado, a la vez resulta muy beneficioso. De todo se aprende. Hasta las cosas negativas que nos suceden pueden ser una gran lección de vida. La piel refleja el estado de ánimo. La tensión y el estrés contribuyen a que nuestra dermis presente un aspecto apagado, carente de brillo, envejezca prematuramente y aparezcan manchas. Una piel sana es reflejo de un equilibrio emocional y una actitud mental positiva. Así que lo mejor será que intentes equilibrar tus emociones, mejorar tu estado de ánimo, fomentar un crecimiento personal positivo y rejuvenecer emocionalmente el espíritu. Personalmente creo que son grandes secretos de salud, belleza y bienestar.

En cuanto a los regímenes de adelgazamiento, recuerda que sentirse culpable por haberse permitido alguna golosinada o por haberse saltado el régimen a la ligera, no resulta nada positivo. Borra el sentimiento de culpabilidad de tu vida y deja de auto castigarte. Piensa que un desliz lo tiene hasta el que más fuerza de voluntad posee. No te decepciones si te pegas un día un atracón o te permites un festín de alimentos prohibidos. No tires la toalla y vuélvelo a intentar. Si no lo intentas, el fracaso está asegurado.

La madurez lleva a un estado mental tranquilo y flexible. En esta época de la vida la confianza en uno mismo alcanza cotas antes inesperadas y el grado de crecimiento personal es máximo. Por tanto, considero que debemos agradecer el paso de los años y optimizarlo aceptándolo como una parte inherente de la vida.

SOLIDARIDAD TERAPÉUTICA

Es interesante recuperar nuestra propia esencia y descubrir los efectos beneficiosos de la solidaridad. El coste de la llamada «evolución» nos ha empujado hacia una sociedad precaria en valores, en la que nos hemos olvidado de nuestro ser más profundo. Todos tenemos una calidad de vida aceptable, si la comparamos con la precariedad de países denominados subdesarrollados. Pero el egoísmo y la avaricia nos llevan hacia un inconformismo que nos genera infelicidad y estrés. Cada día me impresiona más ver caritas de niños, que a pesar de estar sumidos en una pobreza extrema, lucen una amplia sonrisa, mientras que los hijos de nuestra sociedad parecen no ser felices ni capaces de apreciar la infinidad de juguetes que poseen. ¿No crees que algo está fallando? Nos hemos convertido en una sociedad consumista, pero a la vez inconformista por excelencia. Siempre queremos más y más. Siempre consideramos que nos falta algo, pero es que lamentablemente nos falta. Muchas veces nos sentimos vacíos. Ya nada nos impresiona. Nuestra retina se ha acostumbrado a ver por televisión escenas durísimas de catástrofes ambientales, guerras, pobreza, violencia de género…, y ya no se encoje nuestro corazón. Cuando sucede una catástrofe algunos corren a ingresar algunos euros en los que creen encontrar un bálsamo para limpiar su conciencia. Pero en el momento en que deja de ser noticia en los medios de comunicación nos olvidamos de todas esas personas que, sin embargo, siguen necesitando nuestra ayuda.

Pero ¿sabes que el hecho de ayudar es bueno para nuestra salud mental y física? Dar es compartir amor, esa palabra que tan poco valor tiene en estos momentos, ya que como dicen algunos: «del amor no se come…». Sin embargo, el amor es uno de los pilares de nuestra existencia. Romper ese aislamiento egoísta y aprender de nuevo a compartir nos abre muchos caminos como ser humano. La acción de dar se convierte en un acto de generosidad y de afecto por los demás, que nos gratifica y nos aporta felicidad. Cuando tratamos de ayudar a otra persona nos mejoramos a nosotros mismos. Incluso existen estudios que aseguran que la solidaridad hace que el cerebro libere dopamina, serotonina y oxitocina, sustancias que hacen que nos sintamos mejor. Incluso, hay quien asegura que para ser solidario y ayudar a un desconocido se tienen que superar nuestros miedos. Para ello el organismo libera esta oxitocina, hormona que además de contribuir a controlar el estrés e incrementar la confianza en nosotros mismos bloquea el cortisol, la hormona causante del estrés. Se activan circuitos en el cerebro que despojan al individuo de las emociones negativas e, incluso, sirve como terapia antidepresiva.

El voluntariado cambia nuestra percepción del mundo, contribuyendo a relativizar nuestros problemas. En el momento en que nos asomamos a la marginación, la pobreza, las catástrofes naturales y la necesidad real de ayuda, nos encontramos con un punto de referencia distinto que nos hace valorar más lo que tenemos y preguntarnos por qué nos quejamos tanto. Si profundizamos en esto podremos darnos cuenta de que este acto de ayuda se convierte en una ayuda recíproca y bidireccional. Es decir, las personas a las que ayudamos nos están ayudando a crecer interiormente, a interrogarnos sobre nuestro estilo de vida o sobre las injusticias del mundo en el que vivimos.

No se trata de cuantificar, se trata de dar, de compartir en la medida que uno puede. Si ponemos a disposición de los demás lo poco que tenemos, por poco que nos parezca, ya es mucho. Lope de Vega decía que «no hay nadie tan pobre que no pueda dar nada». Es más, en las sociedades más humildes es curiosamente donde más se comparte.

Prueba, y podrás comprobar los beneficios de ser solidario. Todos unidos y colaborando con nuestro pequeño granito de arena seremos capaces de construir un mundo más bello para los que nos sucedan.

ADVERTENCIA

Los componentes naturales también pueden ocasionar reacciones alérgicas. Previamente a su uso es fundamental hacer una prueba de sensibilidad en una pequeña área de piel, como puede ser la zona interior de los brazos. Si se padece intolerancia a alguno de los componentes enunciados

NO DEBE DE UTILIZARSE LA FÓRMULA POR PRECAUCIÓN Y SEGURIDAD.

OTROS TÍTULOS
DE ARCOPRES

COCINA, DIETÉTICA Y NUTRICIÓN

- *La dieta de la fertilidad y el embarazo*
  Onica Armijo Suárez y María de la Calle Fernández Miranda
  Páginas: 160
  ISBN: 978-84-16002-72-6

- *Celíaca por sorpresa*
  Sonia Castro Díaz
  Páginas: 152
  ISBN: 978-84-16002-73-3

- *El carnívoro feliz*
  María del Carmen Cardoso Parra y David Ruipérez Serrano
  Páginas: 216
  ISBN: 978-84-16002-74-0

- *Vegetarianos con ciencia*
  Lucía Martínez Argüelles
  Páginas: 176
  ISBN: 978-84-16002-60-3

- *Smartfood. La revolución de la nueva pirámide alimenticia*
  Almudena Villegas Becerril
  Páginas: 224
  ISBN: 978-84-16002-44-3

- *Dieta antiedad*
  Marta Villa López y Alfredo López González
  Páginas: 150
  ISBN: 978-84-16002-41-2

- *Nutrición fitness. La cocina Fit de Vikika*
Verónica Costa y Juan Jesús Esteban Peral
Páginas: 168
ISBN: 978-84-16002-32-0

DESARROLLO PERSONAL

- *Yoga para una vida feliz*
Blanca Balaga Zardoya
Páginas: 192
ISBN: 978-84-16002-68-9

- *Manual de interpretación de todos los sueños*
María Jesús Palmer Sánchez
Páginas: 304
ISBN: 978-84-16002-63-4

- *La luna y tú*
Luna D
Páginas: 224
ISBN: 978-84-16002-46-7

- *Positioning. Descubre el arte de habitarte a ti mismo*
Raquel Torrent
Páginas: 256
ISBN: 978-84-16002-25-2

- *Guía completa de quirología*
Isabela Herranz Pérez
Páginas: 224
ISBN: 978-84-16002-52-8

- *Iron Mind*
Enhamed Enhamed
Páginas: 184
ISBN: 978-84-16002-42-9

- *Cultiva tu memesfera. Somos lo que nos rodea*
Sergio Parra
Páginas: 256
ISBN: 978-84-16002-24-5

- *Yoga en familia. Guía práctica para padres y educadores*
Yassine Bendriss
Páginas: 112
ISBN: 978-84-16002-19-1

- *La brújula de Séneca*
Rogelio Guedea
Páginas: 144
ISBN: 978-84-16002-17-7

ESTILO DE VIDA

- *Agenda "fit" de fitfoodmarket 2017 de @Vikikacosta y @Rachinguer*
Verónica Costa y Juan Jesús Esteban Peral
Páginas: 240
ISBN: 978-84-16002-67-2

- *Hombres sin complejos*
Ricardo Castillejo Moreno
Páginas: 160
ISBN: 978-84-16002-59-7

- *Manual del buen comensal*
José Luis Aguinaga Sáinz
Páginas: 192
ISBN: 978-84-16002-57-3

- *Tu guía de los aceites vegetales en cosmética*
Maika Cano
Páginas: 152
ISBN: 978-84-16002-50-4

- *Manual antiaging*
  María José Bosch
  Páginas: 208
  ISBN: 978-84-16002-38-2

SALUD

- *¿Viejo, yo? Manual para vencer el paso de los años*
  Ramón Sánchez-Ocaña Serrano
  Páginas: 353
  ISBN: 978-84-16002-69-6

- *Coaching nutricional para tener éxito en tu dieta*
  José Luis Sambeat Vicien
  Páginas: 200
  ISBN: 978-84-16002-66-5

- *Embarazada de gemelos*
  María de la Calle Fernández Miranda
  Páginas: 184
  ISBN: 978-84-16002-35-1

SOCIEDAD ACTUAL

- *Cosmética natural*
  Gloria Martín Muñoz
  Páginas: 224
  ISBN: 978-84-16002-16-0

- *Los cuatro pilares de la Salud Natural*
  Caroline Benkö
  Páginas: 128
  ISBN: 978-84-96632-87-5

VIDA ALTERNATIVA

- *El huerto fácil. Manual de horticultura en casa*
  Miguel Ángel Galán Jiménez
  Páginas: 224
  ISBN: 978-84-16002-49-8

- *Chakras*
  Almudena Martín Pérez e Irene Martín Pérez
  Páginas: 144
  ISBN: 978-84-16002-27-6